中西医结合
临床急危重症诊疗学

郭广冉 主 编

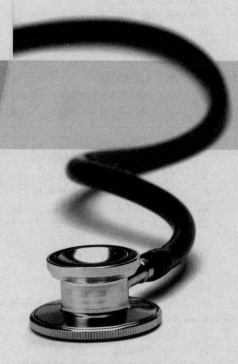

吉林科学技术出版社

图书在版编目（CIP）数据

中西医结合临床急危重症诊疗学 / 郭广冉主编. ––
长春：吉林科学技术出版社，2018.6
ISBN 978-7-5578-4652-7

Ⅰ. ①中… Ⅱ. ①郭… Ⅲ. ①急性病－中西医结合疗
法②险症－中西医结合疗法 Ⅳ. ①R459.7

中国版本图书馆CIP数据核字(2018)第140252号

中西医结合临床急危重症诊疗学

出 版 人　李　梁
责任编辑　孟　波　孙　默
装帧设计　孙　梅
开　　本　787mm×1092mm　1/16
字　　数　231千字
印　　张　12
印　　数　1-3000册
版　　次　2019年5月第1版
印　　次　2019年5月第1次印刷

出　　版　吉林出版集团
　　　　　吉林科学技术出版社
发　　行　吉林科学技术出版社
地　　址　长春市人民大街4646号
邮　　编　130021
发行部电话/传真　0431-85635177　85651759　85651628
　　　　　　　　　85677817　85600611　85670016
储运部电话　0431-84612872
编辑部电话　0431-85635186
网　　址　www.jlstp.net
印　　刷　三河市天润建兴印务有限公司

书　　号　ISBN 978-7-5578-4652-7
定　　价　78.00元
如有印装质量问题　可寄出版社调换
版权所有　翻印必究　举报电话：0431-85659498

前　言

急诊医学是一门新兴的边缘学科,涉及的病种几乎涵盖临床各学科。危重病是指各种危及患者生命或重要器官功能的疾病。该类疾病起病急骤、进展迅速、病情严重,如不采取紧急救治措施,可危及生命。因此,熟悉并掌握常见危重病的诊断和抢救,对于挽救患者生命、保障身体健康是极其重要的。

本书对急救医学常见的疾病和职业病中毒、尘肺病进行了全面系统简明扼要的叙述,内容注重科学性、实用性、合理性以及可操作性,希望本书能成为临床医生在实践中的实用工具,力求达到启发读者临床思维,开阔医学视野,提高诊疗水平的目的。

由于本书篇幅有限,难以将所有疾病全部列入。虽然在编写过程中各位编者精益求精,对稿件进行了多次认真的修改,但由于编写经验不足,加之时间有限,书中难免存在不足之处,敬请广大读者提出宝贵的修改建议,以期再版时修正完善。

目　　录

第一章　急诊常用药物

第一节　常规急救药物

一、阿托品

（一）作用、用途和用法

本品为阻断 M-胆碱能受体的抗胆碱药。

1.本品为心脏复苏的常用药物之一。对迷走反射和阿-斯综合征所致的心搏骤停,应立即静脉注射硫酸阿托品 0.5～1mg,亦可经气管内给药,同时配合人工呼吸和心脏按压,必要时重复使用,10～15min,1 次;心脏复跳后可用 1～2mg 加入输液中静脉滴注,维持心率 60～80 次/min。对淡水淹溺者使用阿托品尤为重要,以 1～2mg 静脉注射,然后 15～30min 给 0.5～1mg,自主呼吸恢复和稳定后逐渐减量或停药。

2.窦性停搏、严重窦性心动过缓伴低血压,冠状血流降低和(或)有频发室早的窦性心动过缓、房室传导阻滞或心室停搏、微循环痉挛等,均可按上述方法使用本品。

3.改善呼吸功能,综合治疗呼吸衰竭。迷走神经过度兴奋,可反射性地引起肺末梢单位广泛的收缩或关闭,诱发支气管痉挛和哮喘发作,导致通气和换气功能障碍。使用本品不仅可兴奋呼吸中枢,减少呼吸道分泌物,还可舒张支气管,使末梢肺单位松弛、开放,从而有利于肺部气体的交换。同时阿托品能解除微循环痉挛,改善循环血流和组织灌注,对细胞呼吸有利。一般用 0.5～1mg 皮下或肌内注射,也可稀释后静脉滴注。

4.抢救感染性休克。成人每次 1～2mg,儿童 0.03～0.05mg/kg 静脉注射,15～30min,1 次,根据病情变化可酌情增减。

5.急性有机磷农药中毒急救的首选药物。用量与病情高度相关,以"达到阿托品化"为基本原则。亦适用于解除误食毒蕈中毒,剂量及用法视病情的轻重而定。

6.预防和治疗其他药物的副作用。如锑剂治疗血吸虫病等发生严重心律失常或引起阿-斯综合征时,应立即静脉注射阿托品 1～2mg;凡能诱发迷走神经兴奋的各种检查和操作,如胃镜、气管镜、结肠镜等均需事前 10min 皮下注射阿托品 0.5mg;作为全身麻醉前用药,无禁忌者一般阿托品 0.5mg 于麻醉前 30min 皮下注射,预防和减少并发症。

7.救治内脏绞痛。如胆绞痛、胃肠痉挛性疼痛、胃及十二指肠溃疡病等急腹症,尤其在未明确诊断禁用吗啡、哌替啶等麻醉镇痛药物时,阿托品 0.5～1mg 皮下注射或加用异丙嗪 25mg 混合肌内注射,具有较好的效果。

8.用于眼科疾患的救治,可使瞳孔散大,对角膜炎、虹膜睫状体炎,用 1%～3% 阿托品眼药水滴眼,尤其对急性虹膜睫状体炎的救治,阿托品为首选药物。

(二)不良反应和注意事项

1.常有口干、眩晕、皮肤潮红、兴奋、心率加快、烦躁、谵语,严重时出现惊厥、瞳孔散大等副作用。故体温过高或心率过速时应慎用。

2.硫酸阿托品不宜与碱性药物配伍使用。

3.青光眼和前列腺肥大的患者禁用。

二、肾上腺素

(一)作用和用途

本品为天然的儿茶酚胺和肾上腺能受体激动剂,对 α 和 β 肾上腺素能受体均有很强的激动作用,临床主要应用于以下几方面。

1.心搏骤停　　适用于心室颤动、无脉性室性心动过速、心搏停止以及无脉性电活动所致的心搏骤停。心肺复苏时肾上腺素对心血管的主要效应是增加全身循环阻力、升高收缩压和舒张压、增强心肌电活动、增加冠状动脉和脑血流、增强心肌收缩力、增加心肌耗氧量、增加自律性和使室颤更易于被直流电电转复。

肾上腺素激动 α_1 和 α_2 受体作用可提高动脉张力,防止动脉萎陷,促进外周小动脉收缩,提高主动脉收缩压和舒张压,从而提高脑和冠状动脉灌注压。同时外周小血管收缩而致外周血液向中央循环再分配,以及肾上腺素的 β_2 受体激动作用扩张脑和冠状血管,使脑和冠状动脉血流量增加,从而促使恢复自主循环。

2.过敏性休克或严重过敏反应　　小剂量肾上腺素通过快速血管收缩、升高血压、增加心肌收缩力和松弛支气管平滑肌等作用,可迅速缓解过敏性休克的血管过度扩张和支气管痉挛,常与扩充血容量、肾上腺皮质激素和抗组胺类药物联合应用。

3.支气管哮喘　本品使 β 肾上腺素能受体激动作用,用于制止哮喘急性发作,作用快而强,但有心率明显增快和血压增高等副作用。

4.与局部麻醉药配伍和局部止血　加入局部麻醉药可使局部小血管收缩,延缓局部麻醉药的吸收,减少吸收中毒的可能性,并可延长局部麻醉药作用时间。一般在浸润用的局部麻醉药中本品浓度为 1∶100000 或 1∶200000,总量不宜超过 1mg。

(二)用法

1.心搏骤停　1mg 静脉推注,必要时每 3~5min 重复 1 次;亦可气管内注入,剂量 2~2.5mg,并以生理盐水 10ml 稀释。

2.过敏性休克　常用 0.5~1mg 皮下或肌内注射,也可用 0.1~0.5mg 以生理盐水 10ml 稀释后,缓慢静脉注射。

3.支气管哮喘　0.25~0.5mg 皮下注射,极量 1mg 皮下或肌内注射。

(三)不良反应和注意事项

本品主要不良反应为心悸、烦躁、头痛、血压升高、室性期前收缩,甚至室性心动过速、心室颤动。

注意事项如下。

1.忌用于器质性心脏病、高血压、动脉硬化、糖尿病、甲状腺功能亢进及妊娠等。

2.不可与氟烷、异氟烷、环丙烷等麻醉药或洋地黄合用,以防严重心律失常。

3.宜避光、避热,药液氧化变色后不可再用,不宜与碱性溶液混合使用。

三、多巴胺

(一)作用和用途

多巴胺既具有正性肌力作用,又有外周血管作用,是目前用于抗休克治疗最为广泛的药物之一,亦用于心功能不全的治疗。多巴胺的药理作用随剂量而异,且有显著的个体差异。

小剂量时[1~2μg/(kg·min)]激动多巴胺能受体,使冠状动脉和脑、肾、肠系膜血管扩张,血流量增加,尿量增多。但由于小剂量多巴胺的 α 肾上腺素能效应可使静脉张力增加,因此可无心率和血压的明显变化。

中等剂量[2~10μg/(kg·min)]主要激动 β₁ 肾上腺素能受体,同时促使交感神经末梢释放去甲肾上腺素。因此可致心肌收缩力增强,心输出量增加,而心率和全身血管阻力也可有轻度增加,收缩压轻度升高,舒张压则改变不明显。

大剂量[大于 $10\mu g/(kg \cdot min)$]时,多巴胺的 α 肾上腺素能作用占优势,可致肾、肠系膜和外周血管收缩,全身血管阻力和肺血管阻力增加,使收缩压、舒张压和肺动脉楔压增高。

剂量大于 $20\mu g/(kg \cdot min)$ 时,可产生与去甲肾上腺素类似的血流动力学作用。肾,肠系膜和外周血管收缩,全身血管阻力明显增高,致血压升高,心率增快,心肌耗氧量增多和心输出量减少。

多巴胺半衰期约 2min,静脉滴注后 5min 内起效,作用持续时间 5～10min。主要适应证是如下。

1.无血容量不足的严重低血压或休克。如感染性休克、AMI 所致心源性休克或低血压;麻醉、外伤、心脏手术、心脏复苏后所致低血压或休克。

2.肾功能不全。可与利尿剂合并应用治疗急性肾衰竭。

3.症状性心动过缓在应用阿托品后症状未改善时,多巴胺可作次选药物。

(二)用法

1.小剂量——"肾反应性剂量"　即以多巴胺 1～2$\mu g/(kg \cdot min)$静脉滴注,可增加重要脏器的灌注,增加肾血流和改善循环。

2.中等剂量——"心脏反应剂量"　即以多巴胺 2～10$\mu g/(kg \cdot min)$静脉滴注,用以升高血压,增加心输出量,改善组织灌注,纠正休克。

3.大剂量——"血管加压剂量"　多巴胺静脉滴注剂量常达 10～20$\mu g/(kg \cdot min)$,用以升高血压,纠正休克或改善复苏后脑灌注。

(三)不良反应和注意事项

常见的不良反应有心悸、恶心、呕吐、头痛、腹痛、呼吸困难、心动过缓等,但一般较轻,剂量过大和滴速太快可出现心动过速、心律失常、肾血管收缩引致肾功能下降,有时诱发心绞痛,一旦发生,应减慢滴注速度或停药。

注意事项如下。

1.多巴胺有明显剂量依赖效应,剂量不同,反应迥异。临床应用时须监测血压、心率和心律、尿量、肺动脉压和微循环灌注等,从小剂量开始,依临床反应调整滴注剂量,以求最小的剂量达到预期的临床效果。在停药时,应有逐渐减量过程,如突然停药,则可能会发生严重低血压。

2.多巴胺的 α 肾上腺素能效应虽可增加心输出量,但即使在小剂量时也能提高肺动脉楔压,可引起或加剧肺充血、诱发室性心律失常,尤其在缺血性心脏病或心功能不全患者更易发生。较大剂量的多巴胺虽可改善血流动力学但心肌耗氧量和心肌乳酸产生量增加,如冠状动脉的血供不能代偿心脏做功的增加,则可引起或加剧心肌缺血。

3.多巴胺若外渗至组织间隙,可引起皮肤组织坏死。一旦发生,应立即用酚妥拉明 5～10mg 以生理盐水 10ml 稀释后局部浸润注射。

4.动脉硬化(伴有或不伴有糖尿病)、动脉栓塞、冻伤、Raynaud 病、Buerger 病等周围血管病患者应用本品时,应密切观察患肢皮肤色泽和温度,防止严重缺血或坏疽的发生。

5.已用单胺氧化酶抑制剂、氯仿、环丙烷、氟烷麻醉者忌用。

6.本品禁用于嗜铬细胞瘤患者,因其可诱发高血压危象。

7.本品在碱性液中会缓慢失活,不可加入碳酸氢钠或其他碱性液中静脉滴注,也不可加入血浆和全血中使用。

四、间羟胺(阿拉明)

(一)作用和用途

本品对心血管的作用特点是:兴奋 α_1 受体,使外周血管收缩;对 β_1 受体也有兴奋作用,能中等强度加强心肌收缩力,使休克患者的心排血量增加,收缩压、舒张压上升。心率可因升压反射性减慢,对肾血管的收缩作用较弱。

本品具有以下优点:①升压作用可靠;②维持时间较持久;③可静脉滴注,亦可肌内注射给药;④比去甲肾上腺素较少出现心悸、尿少等不良反应。在抗休克的临床应用中,常被用作去甲肾上腺素的代用品。适用于各种休克的早期,特别适用于神经源性、心源性及感染性休克早期。

(二)用法

肌内注射:每次 5～10mg,必要时 10min 后重复注射。静脉滴注应由小量开始,酌情逐渐增量,先用 10mg 加入生理盐水或 5％～10％葡萄糖液 250～500ml 缓慢静脉滴注,根据血压变化情况,可酌情逐渐增加到 20mg 加入 5％～10％葡萄糖液 100ml 静脉滴注。

(三)不良反应和注意事项

不良反应有头痛、眩晕、震颤、恶心、呕吐。少数患者可出现心悸或心动过速,偶可引起失眠。注意以下几点。

1.短期内连续应用,因肾上腺素能神经末梢内囊泡中去甲肾上腺素被本品迅速置换而减少,作用逐渐减弱,可出现快速耐受现象。

2.因最大作用不能立即出现,用药后必须观察 10min 以上,再根据血压调整滴速和用量。

3.糖尿病、甲状腺功能亢进、器质性心脏病及高血压患者忌用。

4.不宜与单胺氧化酶抑制剂并用,否则可因血压升高作用增强而引起严重高血压。

5.不宜与洋地黄或其他拟肾上腺素药并用,否则可致异位心律。

五、多巴酚丁胺

(一)作用和药理

本品为合成的拟交感胺,相对选择性心脏 β_1 肾上腺素能受体激动剂,能增强心肌收缩力,降低肺动脉楔压和外周血管阻力,增加心输出量,对心率影响较小。本品对多巴胺受体无作用,对 α 和 β_2 肾上腺素能受体作用相对较小,也无选择性肾血管扩张作用。但随心功能的改善和心输出量的增加,可致肾灌注增加,尿量也随之增多。

本品有益的血流动力学作用并不促进内源性去甲肾上腺素的释放,对心肌耗氧量影响较小,其正性肌力作用与冠状动脉血流的增加相一致,不影响心肌氧的供需平衡。因此,其治疗剂量较少促发心律失常和增加 AMI 面积。

半衰期 $2 \sim 3min$,静脉滴注后 $1 \sim 2min$ 起作用,$8 \sim 10min$ 达作用高峰。主要适应证如下。

1.严重左心衰竭、肺充血和低心输出量患者,以及肺充血和左心功能不全伴低血压不能耐受血管扩张治疗者。

2.心肌严重病变不宜使用洋地黄的急性心力衰竭,如 AMI 伴心力衰竭。

3.右心室梗死伴明显血流动力学障碍,本品可与中等度扩充血容量治疗同时应用。

4.感染性休克伴左心功能不全者,本品可纠正休克,改善左心室功能。

(二)用法

多巴酚丁胺小剂量 $0.5\mu g/(kg \cdot min)$ 时即可有效,临床常用本品 $20 \sim 40mg$ 加入 5%葡萄糖液或生理盐水 250ml 中,以 $2 \sim 10\mu g/(kg \cdot min)$ 的速度静脉滴注,或以输液泵泵入,根据需要调整剂量。

(三)不良反应和注意事项

常见的不良反应有出汗、面部发热、潮红、恶心、头痛、心悸及出现房性或室性早搏等。

注意事项如下。

1.肥厚型梗阻性心肌病、高血压、妊娠时禁用。

2.本品的药理作用有明显的个体差异,治疗应从小剂量开始,剂量过大时可致心率增快,血压升高,诱发心律失常,加重心肌缺血。故用药过程中应注意监测血压、心率、尿量、心电图改变和心功能。依血流动力学调整剂量,避免心率超过其基础心率的 10%。

3.心房颤动者,应先用洋地黄控制心室率,然后再用本品,以防多巴酚丁胺加速房室传导而使心率增快,引起或加剧心力衰竭。

4.本品与多巴胺合用有一定协同作用,可明显改善心源性休克的血流动力学,改善组织灌注,纠正低血压。

5.配制溶液宜在 24h 内用完,不能与碱性药物混合使用,也不宜加入血浆或全血中使用。

六、血管加压素(抗利尿激素)

(一)作用和用途

本品加强远端肾小管对水的重吸收而使尿量减少,并可促进子宫、胃肠道平滑肌和小动脉收缩,故有催产、增加肠蠕动和升高血压的作用。

血管加压素在心肺复苏时的作用,主要是通过增加外周血管张力,使皮肤、骨骼肌、胃肠道、脂肪组织的血管收缩,血流量减少,而使脑和冠状动脉血流量增加。血管加压素还能增加室颤频率,提高电除颤成功率。临床研究显示,顽固性室颤患者,在常规处理失败后,使用血管加压素仍能升高血压,并使部分患者恢复自主循环。如与肾上腺素合用则提高室颤患者的即刻转复成功率和存活率。

血管加压素可经口腔和鼻黏膜吸收,可皮下、肌内、静脉注射。心肺复苏时,其血浆半衰期为 5～10min,作用持续 0.5h 左右。本品在肝脏代谢,由肾脏排泄。

临床主要适应证如下。

1.心搏骤停　适用于心搏停止、无脉性电活动和电除颤无效的顽固性室颤。

2.血管扩张性休克　由于其具有显著和广泛的血管收缩作用,可迅速恢复血管张力和纠正休克,常与肾上腺素联合应用。

3.肺咯血和食管静脉破裂出血　由于本品的血管收缩作用使肺和内脏毛细血管、小动脉收缩,致肺和门静脉血流减少,静脉压降低,从而起到止血作用。

(二)用法

1.心搏骤停　首剂血管加压素 40U 或 0.8U/kg 静脉注射,如未恢复自主循环,5min 后重复 1 次。心搏骤停时,血管加压素亦可从气管内滴入,剂量为静脉用量的两倍。

2.肺咯血　常用10～20U加入5％葡萄糖液500ml中缓慢滴注。大咯血时，也可以5～10U加入5％葡萄糖液40ml中缓慢静脉推注(10～15min)。

3.食管静脉破裂出血　常用20～80U加入5％葡萄糖液500ml静脉滴注，或以0.1～0.4U/min速度由输液泵注入。剂量个体差异较大。

(三)不良反应和注意事项

不良反应有头痛、恶心、腹部绞痛、排便及过敏反应。

注意事项如下。

1.非心搏骤停者禁用高浓度血管加压素快速静脉推注，以防止发生心搏停止、心肌梗死、高血压危象等严重不良反应。

2.对本品过敏、慢性肾炎肾功能不全或冠状血管疾病者禁用。

3.本品连续静脉滴注易诱发冠状动脉不良反应，同时滴注硝酸甘油或间断(每隔30min)舌下含化硝酸甘油可防止或减轻冠状动脉的不良反应。

4.本品有抗利尿作用，临床用于治疗尿崩症，5～10U皮下注射或以棉花纱布浸湿本品后塞入鼻腔给药。

5.慎用于癫痫、偏头痛、支气管哮喘、器质性心脏病者。

6.静脉推注或滴注可引起脸色苍白、胸闷、腹绞痛，故速度不宜过快。

七、硝普钠

(一)作用和用途

本品为强效的血管扩张剂，能选择性地作用于血管平滑肌，对阻力血管(小动脉)和容量血管(静脉)均有明显的扩张作用，能有效降低心脏的前负荷和后负荷，降低血压、减少心肌耗氧量、改善心功能。

降压作用迅速，静脉滴注后几乎立即起效，停药后数分钟内作用消失。广泛用于治疗高血压危象和手术中控制性降压。此外，也用于急性心力衰竭、AMI所致的心源性休克以及低心排血量、高外周阻力型顽固性充血性心力衰竭。

(二)用法

本品扩张血管作用的个体差异性较大，剂量与反应密切相关。

高血压危象及急性心功能不全：初始剂量为0.5μg/(kg·min)，依治疗效应逐步调节至适宜剂量，平均剂量为3μg/(kg·min)，最大剂量为8μg/(kg·min)。

麻醉时控制性降压：10μg/(kg·min)，用药2h。

(三)不良反应和注意事项

不良反应：①剂量偏大可致血压骤降；②用量过大可发生氰化物蓄积中毒，4～

12mg/kg 可致死;③心率增快。

注意事项如下。

1.按控制性降压原则谨慎使用。

2.严格控制用量谨防氰化物中毒。

3.配好的药液需避光,溶液变蓝表示已分解,不能使用。

4.因氰化物经肝脏硫氰酸酶转化为硫氰酸盐,所以肝功能不全者应慎用。老年人对本品较敏感,也应慎用,开始剂量宜小。年轻患者需用较大剂量时,滴注速度也不应超过 $10\mu g/(kg \cdot min)$ 。

八、酚妥拉明(瑞支亭)

(一)作用和用途

本品为 α-肾上腺素能受体阻滞剂,迅速阻滞 α-肾上腺素能受体效应,扩张血管,降低血压。其作用较强,持续时间较短。由于本品使 α-肾上腺素能受体阻滞后,β 受体肾上腺素能受体对儿茶酚胺仍有反应,可出现心率加快。

(二)用法

1.嗜铬细胞瘤所致的严重高血压和高血压危象(包括手术前和手术中) 1～5mg 静脉内缓慢注射,继以 10～50mg 溶于 500ml 生理盐水或 5% 葡萄糖溶液中缓慢滴注,根据血压下降的速度调整其输入速度。若使用本品后出现心动过速,可联合使用 β-受体阻滞剂,若出现室性心律失常,可联合使用利多卡因。

2.嗜铬细胞瘤的诊断与鉴别诊断(酚妥拉明阻滞试验) 试验前平静卧床休息5min 以上,连续 3 次测血压均在 170/110mmHg 以上。从静脉通道中快速注入酚妥拉明 5mg,然后每分钟测血压和心率 1 次,连续观察 15min。如用药后 2min 内血压下降,其幅度超过 35/25mmHg,并持续 2～5min 者为阳性反应,血压短暂下降后迅速回升为假阳性。试验前 48h 至 1 周停用降压、镇静、安眠药。

3.治疗血管痉挛性疾病 如周围动脉硬化性疾病、间歇性跛行、雷诺病,常用5mg/次,1～2 次/d,肌内注射或静脉滴注。

(三)不良反应及注意事项

1.体位性低血压,在某些嗜铬细胞瘤患者作酚妥拉明阻滞试验时可发生血压过度降低,甚至休克。

2.心律失常(心动过速),偶可出现心绞痛。

3.皮肤瘙痒,鼻塞。

4.消化道反应。

5.有低血压、严重动脉硬化、器质性心脏病、肾功能不全及消化性溃疡者慎用或忌用。

九、硝酸甘油

(一)作用和用途

本品是临床使用最早的硝酸酯类抗心绞痛药物,其基本作用是直接松弛血管平滑肌,其中对静脉容量血管平滑肌的松弛作用尤为显著。由于静脉容量血管扩张,使回心血量减少,左室舒张末压和室壁张力降低,从而减低心脏前负荷、降低心肌耗氧量;较大剂量时扩张小动脉,使外周血管阻力降低,降低血压,从而减轻心脏后负荷;硝酸甘油也可直接扩张冠状动脉(包括狭窄的冠状动脉和冠状动脉侧支血管)和解除冠状动脉痉挛,增加缺血区血流灌注量。硝酸甘油对支气管、胃肠道和泌尿道平滑肌的松弛作用大多无明显的临床意义。临床主要用于心绞痛发作、AMI、心功能不全或高血压危象。

(二)用法

舌下含服用于终止心绞痛发作:首剂 0.5～1.0mg,2～5min 内见效,作用持续 10～30min。心绞痛未缓解者,每隔 5min 可重复 0.5mg。含服 3 次未缓解者应作进一步诊断和处理。

静脉滴注 5～20mg 加入 5%葡萄糖液 250ml 中静脉滴入,初始为 5～10μg/min,后依据治疗反应调节剂量。

(三)不良反应和注意事项

1.可有头痛、面部潮红、眩晕、心动过速、低血压等不良反应。

2.静脉滴注用药或重复多次舌下含服时,应行血流动力学监测。

3.青光眼、脑出血、颅内压增高、AMI 伴低血压者禁用。

4.大剂量可引起高铁血红蛋白血症和肺通气-血流比例的失调而发生低氧血症。

十、毛花苷 C(西地兰)

(一)作用和用途

本品为速效洋地黄类药物,其主要作用是增强心肌收缩力、减慢心率、减慢房室传导和抑制肾小管对钠的重吸收而产生缓和的利尿作用。静脉注射后 10min 起效,0.5～2h 即可达作用高峰,较少蓄积作用。作用迅速,常用于急性心功能不全、慢性心功能不全急性加重、室上性心动过速以及快室率型心房颤动或心房扑动。

(二)用法

首剂 0.4mg,以 5‰～10‰葡萄糖液 20ml 稀释后缓慢静脉注射,必要时 2～4h 后再注 0.2～0.4mg,总量可达 1.2～1.6mg。静脉注射达到疗效后,改为口服洋地黄制剂维持。小儿饱和量:2 岁以下为 0.03～0.04mg/kg,2～10 岁为 0.02～0.03mg/kg,首剂用饱和量的 1/3～1/2,其余分 2～3 次,每 4～6h 1 次,常作肌内注射。

(三)不良反应和注意事项

2 周内用过洋地黄类药物者应减量慎用。

十一、地高辛

(一)作用和用途

本品为中速效洋地黄类药物,由于有口服和静脉注射两种制剂可供选用,作用较迅速、代谢排泄较快、蓄积作用较小,故较为安全,是临床应用最为广泛的洋地黄类药物。对心脏的主要作用是正性肌力、负性频率、负性传导作用。其剂量不同,反应迥异。治疗剂量主要是降低心房和房室结的自律性和增大最大的舒张期静息膜电位,延长房室传导时间和有效不应期。在中毒浓度时,则增高细胞内 Ca^{2+} 负荷和增加交感系统活性,易导致心律失常。

地高辛口服吸收率约 75%(50%～85%),1～2h 起效,4～8h 达作用高峰,半衰期 30～36h,静脉注射后 10～30min 显效。90% 以原型经肾脏排泄,少量在肝脏代谢。临床主要用于急、慢性心功能不全,尤其是快室率型心房颤动或心房扑动者,亦用于室上性心动过速。

(二)用法

口服:全效量 1.5～2.5mg。给药方法有两种:①负荷量加维持量法:0.25mg,3 次/d,共 2～3 天,以后改维持量 0.125～0.25mg/d;②维持量法:0.125～0.25mg/d,约经 5 个半衰期(5～7 天),可达稳定的治疗血药浓度(通常 1.0～1.5mg/ml)。

静脉注射:0.25～0.5mg 以 50% 葡萄糖液 20ml 稀释后缓慢注入,4～6h 后可重复 0.125～0.25mg。

小儿口服全效量:2 岁以下为 0.05～0.06mg/kg,2 岁以上为 0.03～0.05mg/kg,维持量为全效量的 1/5～1/4,小儿静脉注射量为口服量的 1/2,稀释后缓慢注入。

(三)不良反应和注意事项

1.常见的毒性反应:①消化道反应为厌食、恶心、呕吐等;②视觉改变,如黄视、绿视、视力模糊等;③神经系统症状,如头昏、眩晕、失眠等;④心脏毒性反应,如呈二联、三联律的室性早搏、伴房室传导阻滞的房性心动过速、非阵发性交界区性心动过速、心房颤动以及室性心动过速等。

2.不同患者对药物的需要量和耐受量有明显的个体差异,而治疗剂量和中毒剂量之间安全范围较小,一般治疗量约为中毒量的50%,用量必须个体化。

3.窦房阻滞、房室传导阻滞、预激综合征、肥厚型梗阻性心肌病及AMI 24h以内禁用。

4.低血钾、低血镁、高血钙、低氧血症及肾功能减退者慎用。

5.应用本品期间,禁用钙剂、肾上腺素、异丙肾上腺素、麻黄碱等药物。

第二节 常用急性中毒解毒药

临床上用于解救急性中毒的药物称为解毒药。根据解毒药物的作用特点和疗效,可分为一般性解毒药与特异性解毒药。前者解毒谱广,可用于多种毒物中毒,但无特效作用,多用于辅助治疗,如吸附毒物的活性炭,沉淀生物碱类的鞣酸,保护黏膜并减少毒物刺激的牛奶、蛋清等。后者解毒作用具有针对性,对某种或某类毒物具有特异的对抗解毒作用,解毒效能高。但是,目前多数毒物尚无特效解毒药,而且特异性解毒药本身也有局限性。因此,在根据患者中毒的种类、中毒量、病情选择用药的同时,也应重视并采取其他保护性和对症急救措施。

一、药理学

解毒药物种类繁多,作用机制各不相同。常用解毒药可分为以下几种作用方式。

1.物理性 物理性主要是除去或制止毒物的吸收,如活性炭可吸附毒物;蛋清、牛奶可起沉淀重金属,保护黏膜等作用。

2.化学性 改变毒物的理化性质,使其毒性降低,如弱酸能中和强碱;弱碱能中和强酸;二巯基丙醇能夺取已与组织中酶系统结合的金属,使其变成不易分解的络合物。

3.生理拮抗性 可以拮抗毒物对人体生理功能的扰乱作用。如纳洛酮可拮抗吗啡类药对中枢和呼吸的抑制作用等。

二、有机磷酸酯类解毒药

有机磷酸酯类毒物包括有机磷农药和神经性毒剂,他们主要是形成磷酰化胆碱酯酶而抑制体内胆碱酯酶的活性,使其失去水解乙酰胆碱的能力,导致作用部位乙酰胆碱增加,出现毒蕈碱样和烟碱样症状。解毒药物主要为胆碱酯酶复能剂和抗胆碱药两类。前者在体内先与磷酰化胆碱酯酶结合后,再裂解而恢复胆碱酯酶的活性;后者主要是直接解除毒蕈碱样作用。其用药原则是尽早用药、联合用药、足量用药、重复用药。

1.抗胆碱能药　阿托品为解救中毒的关键性药物。应该早期、足量、反复给药及快速阿托品化。用法:轻度中毒一般首次 1～2mg,皮下或肌内注射;中度中毒为 3～5mg,肌内或静脉注射;重度中毒为 5～15mg,静脉注射;极重时可增至 20～40mg,每隔5～30min 再重复应用。但阿托品对 N 样作用无效,也不能恢复胆碱酯酶活力,因此要与胆碱酯酶复能剂联合应用。患者使用较大剂量阿托品后,出现谵妄、躁动、幻觉、高热、皮肤潮红、心动过速、尿潴留等现象时,属阿托品中毒表现,应减量或停用阿托品,并可用毛果芸香碱解毒。

2.胆碱酯酶复能剂

(1)碘解磷定(PAM):又名碘磷定、解磷定,为强效胆碱酯酶复活剂,0.5g/支。轻度中毒:成人 1 次 0.5g,缓慢静脉注射,必要时 2～4h 重复,小儿每次 15mg/kg。中度及重度中毒:首剂 1.0～1.5g,静脉注射或滴注,以后 2～4h 给予 0.5～1.0g,24h 不超过 8g。不可肌内注射。

(2)氯解磷定(PAM-Cl):又名氯磷定,0.25g/支,0.5g/支。轻度中毒时肌内注射 0.5g,必要时 2～4h 重复 1 次;中度中毒 0.75～1.0g,肌内注射,2～4h 重复注射 0.5g;于首剂后,改为 0.25g/min,静脉滴注。

(3)解磷注射液:为阿托品、贝那替嗪、氯磷定组成的复方注射液。2ml/支,具有起效快、疗效显著的特点。轻度中毒:0.5～1 支,肌内注射。中度中毒:1～2 支,同时配合使用氯磷定 0.3～0.6g,如有 M 样中毒症状,可用阿托品 1～2mg。重度中毒:2～3 支;必要时加用氯磷定 0.6～0.9g 或阿托品 2～3mg。

3.注意事项

(1)若应用上述药物量已够大,但患者病情仍未改善时,可能由于服入的有机磷仍继续从胃肠道或皮肤吸收,应清洗皮肤,去掉污染的衣服,充分洗胃,留置胃管,每隔 4～6h 进行 1 次。

(2)胆碱酯酶复活剂仅对形成不久的磷酰化胆碱酯酶有作用,如中毒时间过久已老化,酶活性即难以恢复,故应及早用药。而且,它对体内蓄积的乙酰胆碱无直接作用,故应与阿托品联合应用。

三、金属及类金属中毒的解毒药

本类解毒药多为金属络合剂,能与金属或类金属离子结合成络合物,使毒性降低或成为无毒的可溶性物质,随尿排出。

1.二巯丙醇　二巯丙醇又名二巯基丙醇,注射剂 0.1g/1ml,0.2g/2ml。主要用于砷、金和无机汞引起的全身性中毒;与依地酸钙合用治疗铅中毒,对减轻锑、铋、铊中毒有某些作用。对砷、镉等引起的皮炎或皮肤损伤有效。此外,对路易士剂中毒以及肝豆状核变性均有良好效果。一般 2.5~4mg/kg,深部肌内注射 4~6h 1次,3 天后 6~12h 1 次,持续 7~14 天或症状消失为止。严重肝功能不良者禁用。

2.二巯丁二钠　二巯丁二钠又名二巯基丁二钠,二巯琥钠。粉针剂 0.5g/支、1g/支。作用与二巯丙醇相同,对酒石酸锑钾的解毒效力较二巯丙醇强 10 倍。适应证基本同二巯丙醇。用法:急性中毒:首次 2g,稀释后静脉注射,以后每小时 1次,1g/次,共 4~5 次。亚急性中毒:每次 1g,每日 2~3 次,共 3~5 天。慢性中毒:每次 1g,每日 1 次,一疗程 5~7 天,可间断用 2~3 个疗程。水溶液不稳定,宜临用前配制。

3.二巯丙磺钠　二巯丙磺钠又名解砷灵,注射剂 0.25g/5ml,0.125g/2ml。药理作用与二巯丙醇大致相同,用于治疗汞、砷中毒,也用于路易士剂中毒。常用量为 5mg/kg,肌内注射,第 1 天每 6h 1 次,第 2 天 2~3 次,以后每日 1~2 次。

4.青霉胺　片剂每片 0.95g,1g。治疗肝豆状核变性,每日 1~2g,分 3~4 次服。治疗铅、汞中毒,每日 1g,分 4 次服,5~7 天为一疗程。儿童 4~10mg/kg,分4 次服。治疗类风湿性关节炎,开始每日 0.125~0.25g,以后每 1~2 个月增加0.125~0.25g,常用维持量为 0.25g/次,每日 4 次。对本品过敏者禁用。

5.依地酸钙钠　依地酸钙钠又名解铅乐,注射剂 1g/5ml。对无机铅中毒疗效较好,对四乙基铅中毒无效。促进钍、镭、钚、钇等的排除。用法:1g,加入生理盐水250ml 或 500ml 静滴,也可稀释后静注。之后每次 0.5~1g,每日 2 次,共 5 天。日最大剂量不超过 75mg/kg,为减少疼痛,常加普鲁卡因,最终浓度为 1.5%。肾功能不全者禁用。

6.去铁铵　粉针剂 0.5g/支。主要用于急性铁中毒。首次剂量 1g,之后每 4h0.5g,每日不超过 6g,肌内注射或静脉注射。口服铁中毒者,可洗胃后留置去铁铵5~10g 的水溶液在胃中。对本品过敏者禁用。

四、氰化物中毒的解毒药

氰化物中毒解毒剂主要包括 3 类。

(1)高铁血红蛋白形成剂:如亚硝酸异戊酯、亚硝酸钠、亚甲蓝。

(2)供硫剂:主要是硫代硫酸钠。

(3)氰化物结合剂:如羟钴胺、依地酸二钴等。

1.亚硝酸异戊酯　吸入剂:0.2ml/支。主要用于氰化物中毒的急救,也有用于硫化氢中毒的早期救治。用法:立即用布包并压碎安瓿吸入,每次 15s,每分钟吸 1 支,直到静脉注射亚硝酸钠溶液。

2.亚硝酸钠　注射剂 0.3g/10ml。用于氰化物中毒或硫化氢、硫化钠中毒。用法:成人每次 10～15ml 静脉注射,每分钟 2～3ml;随后静脉注射 25％～50％硫代硫酸钠溶液 25～50ml。必要时,0.5h 或 1h 后重复。小儿按 6～12mg/kg 使用。6-磷酸葡萄糖脱氢酶缺乏、遗传性高铁血红蛋白血症以及 CO 和氰化物混合中毒者禁用。本品不能与硫代硫酸钠溶液混合注射。

3.亚甲蓝　亚甲蓝又名美蓝,注射剂 20mg/2ml,50mg/5ml,100mg/10ml。用于高铁血红蛋白血症、氰化物中毒、遗传性高铁血红蛋白血症。用法:治疗高铁血红蛋白血症,1～2mg/kg,配制成 1％溶液,静脉注射 5min。必要时 1h 后重复。氰化物中毒则用 5～10mg/kg,或用 1％注射液 50～100ml,加入葡萄糖液中静脉注射,总量可达 2～3g,应与硫代硫酸钠溶液交替使用。注意 6-磷酸葡萄糖脱氢酶缺乏者禁用。

4.硫代硫酸钠　注射剂 0.32g/支,0.64g/支。适用于氰化物、硝普钠等中毒的急救。也用于砷、汞、铋、碘中毒的治疗。用法:氰化物或氢氰酸中毒,在注射亚硝酸钠溶液后,12.5～25g(25％～50％溶液 50ml)或 200mg/kg。缓慢静脉注射,每分钟不超过 5ml。1h 后可重复给药。小儿剂量为 0.25～0.5g/kg。硝普钠中毒可单独使用本品。该药静脉注射过快可引起血压下降。本品不宜与亚硝酸钠混合注射。

5.羟钴胺　注射剂 1mg/1ml,500μg/1ml,100μg/1ml。用法:治疗氰化物中毒,首剂 50mg/kg,静脉注射或滴入。维持量为每小时 25mg。治疗维生素 B_{12} 缺乏症,0.25～1mg 肌内注射,隔日 1 次,共 1～2 周。对本品过敏者禁用。

五、其他解毒药

1.纳洛酮　注射剂 0.4mg/支,为吗啡的完全拮抗剂,和阿片受体结合而与吗啡竞争,其亲和力较吗啡强,无内在活性。常用于麻醉镇痛药(海洛因、吗啡、可待因、哌替啶)、乙醇、地西泮等中毒的解救,起效时间为 5～12min,作用持续时间45～90min。用法:皮下、肌内或静脉注射,1 次 0.4～0.8mg 或 0.01mg/kg,根据病情可重复给药。

2.乙酰胺　乙酰胺又名解氟灵,注射剂 2.5g/5ml,是治疗鼠药氟乙酰胺中毒的重要解毒剂。用法:2.5～5g,肌内注射,每日 2～4 次。或每日 0.1～0.3g/kg,分 2～4 次肌内注射,一般连用 5～7 天。严重中毒时每次可用到 10g。

3.精制抗蛇毒血清　精制抗蛇毒血清是目前蛇毒伤治疗特效药,一般是用某种蛇毒或经减毒处理的蛇毒免疫马,使其产生相应的抗体,采集含有抗体的血清精制而成。早期应用疗效较好,最好在 4h 内静脉注射,12～24h 以后应用难以奏效。使用前应做皮肤过敏试验,对严重中毒有生命危险者,先用 1～2ml 抗毒血清,经稀释后缓慢静注,并同时使用抗过敏药物,如地塞米松、苯海拉明等,观察 30min,如无过敏反应,加快滴入所需的抗毒血清。常用的抗毒血清有精制抗蝮蛇毒血清、精制抗五步蛇毒血清、精制抗银环蛇毒血清、精制抗眼镜蛇毒血清、多价抗蛇毒血清等。

4.上海蛇药　由多种中草药配制而成。适用于蝮蛇、竹叶青蛇咬伤,对眼镜蛇、银环蛇、五步蛇等咬伤也有治疗效果。用法:1 号注射液第 1 天每 4h 肌内注射1 支,以后每日 3 次,每次 1 支,总量 10 支。2 号注射液每 4～6h 肌内注射 1 支,3～5 天为一疗程。

5.南通蛇药　片剂 0.3g/片。用于多种毒蛇咬伤或蜂、蝎、虫毒。用法:咬伤后立即口服 5 片。轻度者每次 5 片,每日 3 次;重症患者每次 5～10 片,每 4～6h 1次。连续服用至症状消失。也可外用,本品 2 片,温开水溶化后涂抹伤口。

第二章 胸外科常见急危重症

第一节 血气胸

胸膜腔由胸膜壁层和脏层构成,是不含空气的密闭的潜在性腔隙。任何原因使胸膜破损,空气由肺组织、支气管裂口或胸壁穿透性伤口进入胸膜腔而形成胸膜腔积气,称为气胸。若引起胸膜腔积血者称为血胸,血胸与气胸同时存在时称为气血胸。按裂口特点及胸腔内压的不同,气胸可分为闭合性、开放性和张力性 3 类。

中医学虽无"气胸"之病名,但认为进入胸膜腔内的气体不是体内的清阳之气,将其称之为"邪气"或"浊气",如明·李梴《医学入门》中云:"膈膜在心肺之下……如幕不漏,以遮蔽浊气,使之不上熏于肺。"

一、气胸

(一)闭合性气胸

【病因病理】

闭合性气胸多为肋骨骨折所引起,肋骨断端刺破肺表面,空气漏入胸膜腔,胸膜腔内的积气压迫肺裂口使之迅速闭合,或者裂口较小,肺脏收缩萎陷后裂口自动闭合,空气不再进入胸膜腔,形成闭合性气胸。这类气胸临床上最为多见,可使伤侧胸膜腔负压减少(但负压尚存在),导致患侧肺部分萎陷和通气功能障碍。

【临床表现】

症状的轻重取决于气胸发生的快慢、肺脏压缩的程度及肺部原发病等,一般来说,肺萎陷在 30% 以下的小量气胸,临床上可无明显症状。发病急骤或为大量气胸,可出现胸痛、胸闷、咳嗽和呼吸急促等症状,体格检查可发现患侧胸廓饱满,呼吸运动减弱或消失,叩诊呈鼓音,语音震颤减弱,呼吸音减弱或消失等体征。大量胸腔积气时,气管、纵隔、心脏可向健侧移位。少量或局部气胸可无明显体征。

【实验室及其他检查】

1.胸部 X 线 可见凸弧形的细线条形阴影,线外透亮度增强,肺纹理消失,不同程度的肺萎陷,纵隔可推向健侧。可伴有少量积液,健侧肺可见代偿性肺气肿。气胸容量的大小可依据 X 线胸片判断:侧胸壁与肺边缘的距离≥2cm 为大量气胸,<2cm 为小量气胸。从肺尖气胸线至胸腔顶部估计气胸大小,距离≥3cm 为大量气胸,<3cm 为小量气胸。

2.CT 表现　为胸膜腔内出现极低密度的气体影,伴有肺组织不同程度的萎缩改变。CT 对于小量气胸、局限性气胸以及肺大泡与气胸的鉴别比 X 线胸片更敏感和准确。

【诊断要点】

1.诱因　有胸部外伤史。

2.典型症状　突发胸痛、胸闷、咳嗽、呼吸急促。

3.体格检查　患侧胸廓饱满,呼吸运动减弱或消失,语颤减弱或消失,叩诊呈鼓音,听诊呼吸音减弱或消失,可见气管及纵隔向健侧移位,X 线检查显示患侧肺不同程度的萎陷和外围积气征,纵隔可推向健侧。

【治疗】

1.西医治疗　根据气胸的情况适当进行排气,以解除胸腔积气对呼吸、循环所产生的障碍,使肺尽早复张,恢复功能,同时也要治疗并发症和原发病。

(1)小量气胸:肺萎陷在 30％以下,可不需要特殊治疗,1～2 周后可自行吸收,但应动态观察积气量变化。

(2)大量气胸:需进行胸膜腔穿刺抽气,或行胸膜腔插管闭式引流排气,促使肺及早复张,穿刺部位一般在患侧锁骨中线第 2 肋间隙。

(3)合并症:若合并积液较多者,可进行穿刺抽液。

2.中医治疗

(1)小量气胸时:以顺气化痰,宽胸宣肺为法,佐以活血祛瘀,方选木香顺气丸(《沈氏尊生书》)加减。

(2)缓解后:可服沙参麦冬汤(《温病条辨》)加减调理。

(二)开放性气胸

【病因病理】

开放性气胸,多因刀刃锐器或弹片火器损伤胸壁后,使胸膜腔与外界相通,空气随呼吸运动自由出入胸膜腔而形成。空气进入胸膜腔的量与裂口的大小密切相关。若裂口小于气管口径时,空气出入量较少,患侧肺尚有部分呼吸活动功能;当裂口大于气管口径时,空气出入量大,患侧肺可完全萎缩,造成呼吸循环功能严重紊乱。开放性气胸的病理生理改变主要有以下 3 方面。

1.患侧胸膜腔负压消失　因患侧胸膜腔通过胸壁伤口与外界相通,故患侧胸膜腔负压消失,其压力等于大气压,致使患侧肺萎陷,纵隔可向健侧移位,健侧肺也可扩张不全。

2.纵隔扑动　在吸气时,健侧胸膜腔负压升高,与患侧胸膜腔压力差增大,纵隔、心脏向健侧进一步移位;呼气时,两侧胸膜腔压力差减少,纵隔、心脏回移患侧。随着呼吸运动,纵隔、心脏左右摆动,导致静脉向心回流障碍,引起循环功能严重障碍,并刺激纵隔和肺门神经,引起休克。

3.残气的对流　因患侧肺萎陷不能进行通气.其支气管成为死腔。呼气时,健侧肺的气体不仅排出体外,而且也进入患侧支气管内;吸气时,健侧肺不仅吸入外界空气,同时也吸入患侧支气管内的残气。这些二氧化碳含量高而含氧低的气体在两侧肺内重复交换,造成有效通气量降低和严重缺氧。

【临床表现】

患者出现明显气促、呼吸困难、发绀,循环障碍以致休克,吸气时可稍改善,呼吸时能听到胸壁伤口有空气出入的响声。体格检查可发现患侧胸部叩诊呈鼓音,呼吸音减弱或消失,气管、心脏明显向健侧移位等体征。

【实验室及其他检查】

胸部 X 线及 CT 检查显示患侧肺明显萎陷、气胸表现,气管、心脏和纵隔等明显偏移。

【诊断要点】

1.病史　大多有胸部外伤史。

2.症状　突然出现明显气促、呼吸困难、发绀,循环障碍,严重时出现休克,呼吸时能听到胸壁伤口有空气出入的响声。

3.体格检查　患侧胸部叩诊呈鼓音,呼吸运动和呼吸音减弱或消失,气管、心脏、纵隔明显向健侧移位。

4.胸部 X 线、CT 检查　患侧肺明显萎陷、气胸征象,气管和心脏、纵隔明显偏移。

【治疗】

1.西医治疗

(1)紧急处理:迅速封闭伤口,使之变为闭合性气胸。可用大块无菌敷料如凡士林纱布外加棉垫暂时封闭伤口,包扎固定。

(2)一般治疗:取半坐卧位,根据患者情况,适当镇静、止痛处理,刺激性咳嗽频繁时给予可待因 0.03g 镇咳,必要时给予吸氧和输血补液。

（3）清创：及早行胸壁伤口清创术，如怀疑胸腔内脏器损伤或活动性出血，则应剖胸探查。

（4）引流：可用胸膜腔闭式引流术或负压持续吸引术进行引流。

2.中医治疗　严重开放性气胸在急救时以抢救生命为主。

痰热瘀血证

证候：咳嗽频作，咯痰量多，痰黄带血，气喘气促，口唇发绀，舌暗红，舌苔黄，脉弦数。

治法：清热化痰，活血化瘀。

方药：苇茎汤（《外台秘要》）合桃红四物汤（《医垒元戎》）加减。芦根、桃仁、薏苡仁、冬瓜仁、红花、当归、川芎、赤芍、生地。

（三）张力性气胸

【病因病理】

张力性气胸为气管、支气管、肺组织损伤或胸壁穿透伤处形成活瓣，吸气时空气进入胸膜腔内并愈积愈多，导致胸膜腔压力不断升高并超过大气压。患侧肺受压并逐渐萎陷，纵隔向健侧移位，健侧肺明显受压，腔静脉回流障碍，造成呼吸和循环功能严重障碍。有时胸腔内的空气在高压下被挤入纵隔、胸壁软组织，形成纵隔气肿或颈部、面部、上肢、胸部等皮下气肿。

【临床表现】

患者表现为严重或极度呼吸困难，端坐呼吸，发绀，烦躁，意识障碍，大汗淋漓。体格检查可发现颈静脉怒张，常有纵隔和皮下气肿，气管明显向健侧移位，患侧胸部饱满，肋间隙增宽，呼吸运动减弱，叩诊呈鼓音，呼吸音消失，可出现脉细促，血压下降等循环障碍等情况。胸腔穿刺有压力较高的空气向外冲出，抽出部分空气后，因胸膜腔内压力降低，呼吸困难可暂时缓解，但不久胸内压力又明显增高，再次出现呼吸困难，如此有助于诊断。

【实验室及其他检查】

胸部 X 线及 CT 检查显示患侧胸膜腔大量积气，肺可完全萎陷，气管和心影向健侧移位。

【诊断要点】

1.病史　患者有胸部外伤史。

2.症状　极度呼吸困难，发绀，烦躁，意识障碍，大汗淋漓。

3.体格检查　颈静脉怒张，气管明显向健侧移位，患侧胸部饱满，肋间隙增宽，呼吸运动减弱，叩诊呈鼓音，呼吸音消失，血压下降。

4.检查　胸部 X 线检查显示患侧胸膜腔大量积气,肺完全萎陷,气管和心脏偏移至健侧。

【治疗】

张力性气胸病情凶险,发展迅速,是可以迅速致死的危急重症。

1.西医治疗

(1)急救处理:迅速用粗针头从患侧第 2 肋间锁骨中线处刺入胸膜腔减压,并外接单向活瓣装置:在粗针头上缚扎一橡胶手指套,将指套顶端剪一个约 1cm 的开口,可起到活瓣作用。

(2)胸腔闭式引流:即在积气最高部位放置胸腔引流管(通常是第 2 肋间锁骨中线),连接水封瓶,有时甚至需要用负压吸引装置,以加快排出气体,促使肺膨胀。待漏气停止 24h,X 线检查证实肺已膨胀,方可拔出插管。

(3)预防感染:必要时应用抗生素预防感染。

(4)手术:持续漏气肺难以膨胀时,需考虑开胸或胸腔镜手术探查。

2.中医治疗　张力性气胸在急救时以抢救生命为主。严重呼吸困难缓解后可以给予益气养阴的生脉饮口服。

【预防与调护】

1.严密观察病情变化　每隔 15～30min 测量血压、呼吸、脉搏,发现异常情况.应尽快处理。

2.保持呼吸道通畅　清除口腔及呼吸道的分泌物。

3.适当的体位　对严重休克者应平卧,一旦血压恢复正常,应予半卧位,以利于胸腔引流。

4.积极排痰　鼓励患者咳嗽、吐痰、定时超声雾化。

二、血 胸

【病因病理】

(一)西医病因病理

血胸一般分为两种,由胸部锐器伤、枪弹伤等穿透性损伤,或挤压、肋骨骨折等钝性胸部伤所引起的血胸叫创伤性血胸;继发于胸部或全身性疾病,或医源性凝血功能紊乱,或原因不明的血胸称特(原)自发性血胸,又称非创伤性血胸。血胸常见的原因有:①肺组织破裂出血,一般出血量少而慢,常可自行止血;②肋间动静脉或胸廓内动静脉破裂出血,若为动脉破裂出血,出血量大,不易自行止血,常导致失血性休克;③心脏和大血管破裂,出血量凶猛,如抢救不及时,往往在短期内因失血性休克很快死亡。

血胸发生后不但因血容量的丢失而影响循环功能,并随着出血的增多和压力的不断增高,压迫肺脏,减少呼吸面积,将纵隔推向健侧,使健侧肺组织受压,出现呼吸和循环功能严重障碍。当血胸迅速加重,超过肺、心包和膈肌运动所起的去纤维蛋白的作用时,胸腔内积血可凝固成血块。血块机化后形成纤维板,限制肺与胸廓收缩活动,严重损害呼吸功能。血液是细菌的良好培养基,积血若不及时排除,细菌很快滋生繁殖,并发感染,引起感染性血胸,最终导致脓胸。

(二)中医病因病机

1.出血不止 气随血脱,正如清·唐容川云:"如流血不止者,恐其血泻尽,则气散身亡;去血过多,心神不附,则烦躁而死。"

2.瘀血壅滞 瘀血内攻心肺,导致气脱血脱,如清·唐容川《血证论》云:"跌打最危险者,则有血攻心肺之证,血攻心者,心痛欲死,或心烦乱,或昏迷不省人事……血攻肺者,面黑胸胀,发喘作渴。"

【临床表现】

血胸的临床表现与出血量、出血速度以及患者的体质有关。一般来说,成人血胸出血量<500ml 为少量血胸,患者可无明显症状;出血量在 500~1000ml 之间为中等量血胸;出血量>1000ml 为大量血胸,急性大量出血,表现为面色苍白、呼吸困难、脉搏细速、血压下降等低血容量休克征象,体格检查见胸膜腔积液的体征,同时气管偏向健侧,患侧肋间隙饱满,叩诊呈浊音,心界移向健侧,呼吸音减弱或消失等。

【实验室及其他检查】

胸部 X 线检查显示患侧肺野被液体阴影所遮盖,根据遮盖范围可初步估计积血量的多少。少量血胸,胸部 X 线检查可能不易被发现,如仅见到肋膈角消失,积血量约 200~300ml;若患侧显示大片浓密的积液阴影,达肺门水平,积血量在500~1000ml;如浓密的积液阴影达到上肺野,则积血量至少在 1500ml 以上;血气胸则显示液平面。此外,还可见纵隔移向健侧。

【诊断要点】

1.胸腔穿刺 胸穿抽出血性液体,常有明显的胸部外伤史。

2.临床表现 没有明显的外部出血,出现面色苍白、呼吸困难、脉搏细数。

3.体格检查 血压下降,气管偏向健侧,患侧肋间隙饱满,叩诊呈浊音,心界移向健侧,呼吸音减弱或消失等。

4.检查 胸部 X 线显示患侧肺野被液体阴影所遮盖,纵隔移向健侧,如合并气胸则显示液平面等征象。

血胸确诊后,还需判断是否有进行性出血和并发感染。

1.进行性血胸　①持续脉搏细速、血压下降,或经补充血容量等积极治疗后,血压仍不稳定;②胸膜腔闭式引流血量＞200ml/h,持续 3h 以上,流出的血液色鲜红、温度较高,或一次引流血量超过 1000ml 以上;③血红蛋白、红细胞计数和红细胞比容等进行性下降;④胸部 X 线检查显示胸膜腔阴影继续增大。

2.血胸合并感染　①出现寒战、高热、白细胞计数增高等感染的全身症状;②抽出的胸内积血涂片检查,发现红细胞与白细胞的比例下降(正常为 500∶1,如达到 100∶1 提示感染);③胸内积血细菌培养,发现致病菌。

【治疗】

(一)西医治疗

大量血胸时,应予积极补充血容量,防止低血容量性休克。合并胸部其他损伤时,应同时进行处理:如有肋骨骨折,予以固定;胸壁软组织挫伤,局部外敷消瘀止痛药膏等。

1.非进行性血胸　治疗原则是补充血容量、纠正休克和解除血胸对肺和纵隔的压迫。

(1)少量血胸:一般可以自然吸收,不需要穿刺抽吸。

(2)出血较多:应尽早行胸腔穿刺抽取积血,使肺复张,以改善呼吸功能。每次抽吸积血不超过 1000ml 为宜。必须严格无菌操作。

(3)中等量以上积血:宜尽早施行闭式胸膜腔引流术,有利于肺复张、控制感染和观察有无进行性出血。

2.进行性血胸　在尽早补充血容量、防治低血容量性休克的基础上,及时剖胸探查、缝合止血。

3.凝固性血胸　在出血停止、患者伤情稳定后尽早剖胸清除积血和血块,以防止感染和机化。机化性血胸宜在伤情稳定后早期行血块和纤维组织剥离术。

4.血胸合并感染　按脓胸处理,主要措施是引流、抗感染和营养支持治疗。

(二)中医治疗

1.气随血脱证

证候:面色苍白,口唇指甲青紫,气喘,四肢厥冷,脉微细数,舌淡苔薄白。

治法:益气固脱,收敛止血。

方药:独参汤(《景岳全书》)或参附汤(《正体类要》)合十灰散(《十药神书》)加减。人参、大蓟、小蓟、荷叶、侧柏叶、茜根、山栀、大黄、丹皮、棕榈皮、炮附子。

2.瘀血郁热,内攻心肺证

证候:气喘,气促,口唇指甲青紫,烦躁不安,咳嗽,咯血痰,发热,舌暗红,苔薄黄,脉涩。

治法:化瘀清热,护心清肺。

方药:清上瘀血汤(《证治准绳·疡医》)加减。当归、川芎、桃仁、红花、苏木、赤芍药、羌活、独活、连翘、桔梗、枳壳、栀子、黄芩、甘草、大黄。

【预防与调护】

1.严密观察　应严密观察患者生命体征变化,预防出血性休克。

2.补充营养　增加高蛋白、高维生素及富铁食物,保证患者营养。

3.伤口护理　注意伤口卫生,防止胸腔感染。

4.适当活动　早期应卧床休息,中后期鼓励患者做深呼吸和主动咳嗽排痰。

第二节　胸部创伤

胸部创伤根据损伤的暴力性质与致伤机制的不同,分为钝性胸伤和穿透性胸伤。钝性胸伤多由减速性、挤压性、撞击性或冲击性暴力所致,损伤机制复杂,损伤范围较广,多有肋骨和胸骨骨折,常合并其他部位损伤,伤后早期易漏诊。穿透性胸伤由刀器、锐器或火器穿透胸壁致伤,损伤机制清楚,创伤范围直接与伤道有关,伤后早期诊断较易;胸腔内器官组织裂伤所致的进行性出血是穿透性胸伤伤情进展迅猛以及患者死亡的主要原因。

一、肋骨骨折

(一)概述

一般造成肋骨骨折的暴力形式通常有直接暴力,间接暴力,混合暴力与肌肉收缩。根据肋骨骨折的数目以及是否可引起胸廓稳定性的改变,分为单纯肋骨骨折与多根多处肋骨骨折。前者指单根单处或多根单处肋骨骨折,后者指同一肋骨有2处以上骨折,如3根以上相邻的多处骨折或多根肋骨骨折合并肋软骨分离或胸骨骨折,使骨折部位胸壁失去支撑,称为反常呼吸运动,此类型损伤称为连枷胸,常伴有肺挫伤。单纯肋骨骨折引起的病理生理改变多不严重,但连枷胸时,由于两侧胸腔压力不平衡引起的纵隔摆动、因剧烈疼痛伤员不敢深呼吸和咳嗽而引起气道分泌物潴留以及常伴发的肺挫伤等均可导致严重的呼吸与循环功能紊乱。

（二）临床表现与诊断

由于肋骨毗邻肋间神经，且肋骨骨膜和壁层胸膜有丰富的感觉神经分布，因此肋骨骨折最显著症状是局部疼痛，在深呼吸、咳嗽或转动体位时加剧。胸痛使胸壁肌肉痉挛，呼吸变浅，咳嗽无力，呼吸道分泌物增多、潴留，易致肺通气障碍、肺不张和肺部感染。局部胸壁可能出现畸形、淤血、肿胀，局部压痛，在非致伤部位挤压胸廓引起骨折部位显著疼痛，甚至产生骨摩擦音，可与软组织损伤鉴别。骨折断端向内移位可刺破胸膜、肋间血管和肺组织，产生血胸、气胸、皮下气肿或咯血。伤后晚期骨折断端移位造成的损伤可导致迟发性血胸或血气胸。胸部 X 线照片常忽略线性肋骨骨折，肋骨骨折断裂线和断端错位常提示相对严重的胸壁不稳定，易发生愈合延迟或持久疼痛。胸部 CT 及 MRI 检查可明确肺挫伤的严重程度和范围。

（三）治疗

1.常规西医治疗　治疗原则包括止痛、清理呼吸道分泌物、固定胸廓、纠正呼吸循环功能障碍和防治并发症。

（1）单纯肋骨骨折：可采用宽胶布条、多头胸带或弹性胸带固定胸廓。固定胸廓的目的是减少肋骨断端活动和减轻疼痛。口服或肌注镇静、止痛药或伤处敷贴止痛膏以及肋间神经或痛点封闭。鼓励伤员咳嗽排痰，早期下床活动，以减少呼吸系统的并发症。

（2）连枷胸

1）止痛：除口服，肌注止痛药及肋间神经阻滞外，也可采用硬膜外麻醉或0.25％布比卡因胸膜外肋间神经阻滞术，效果更佳。

2）保持呼吸道通畅，保证充分氧供。

3）消除反常呼吸运动：轻度反常呼吸者可加压包扎或沙袋压迫固定，严重者应采用巾钳重力牵引，牵引重量2～3kg，时间2～3周，或胸壁外固定架牵引。

4）手术固定：对大范围的胸壁软化，手术复位固定可及时改善伤员的呼吸循环功能，早期下床活动，减少胸廓变形，缩短住院时间。选用克氏针肋骨髓腔内固定、不锈钢钢板螺钉或 Judet 固定架等固定肋骨。具备其他手术适应证而开胸手术时，可在肋骨两断端用钢丝钻孔或缠绕固定。

5）控制性机械通气（呼吸机内固定）：伤员有呼吸窘迫及低氧血症，$PaO_2 <$ 60mmHg（8kPa），$PaCO_2 > $50mmHg（6.66kPa），肺内分流≥25％的伤员应采用控制性机械通气治疗。

2.中医治疗要点

（1）多发性肋骨骨折：采用《中医正骨经验概述》活血散，为理血剂，具有活血散瘀,消肿止痛之功效。取生白芷 24g,乳香 15g,生血竭 15g,没药 15g,羌活 15g,贝母 9g,南木香 6g,厚朴 9g,制川乌 3g,制草乌 3g,麝香 1.5g,生紫荆皮 24g,炒小茴 9g,生香附 15g,甲珠 15g,煅自然铜 15g,独活 15g,川断 15g,虎骨 15g,川芎 15g,木瓜 15g,去皮上安桂 9g,酒洗当归 24g,混匀研细,消炎膏温水调成糊状进行外敷 8~10h/d。

(2)闭合性肋骨骨折合并血气胸

1)外治法:应用中药"三七散"用蛋清调和外敷患处,1 次/天,以活血祛痕、消肿止痛、通络及舒筋健骨。多发性肋骨骨折合并胸壁软化、反常呼吸、发绀、呼吸困难者,局部外敷"三七散"泥膏(蛋清调和)、外盖厚棉垫并以多头胸带包扎固定胸廓,以减轻反常呼吸引起的生理障碍。已行胸腔闭式引流术或行胸腔手术者,外敷中药时应避开切口,以免引起感染。

2)内治法:按中医骨伤科分期辨证施治早期采用"攻法",晚清医家唐容川说"既是离经之血,虽清血鲜血,亦是瘀血",故出现血胸者应"逐瘀以和血",治以活血祛瘀,行气止痛,方用"血府逐瘀汤"加减(血胸出血较多者除外)方为:桃仁、红花、当归、生地黄、川芎、赤芍、牛膝、桔梗、柴胡、积壳、甘草,1 剂/天,水煎分 2 次服,10天为 1 个疗程。中期采用"和法",服用"活络骨康丸",方为:当归、丹参、鸡血藤、川芎、赤芍、土鳖虫、乳香、没药、延胡索、何首乌、熟地黄、黄芪、鹿角胶、骨碎补等,治以接骨续筋。后期采用"补法",治以健脾、补血益气、补益肝肾,用"八珍汤"加减,方为:党参、茯苓、白术、甘草、熟地黄、白芍、川芎、当归、干姜、大枣等中医治疗。中医治疗血胸、气胸以理气、活血、养血、固脱为主。复元活血汤加减。气滞为主可加厚朴、香附等理气之品;血瘀较重者可加三棱、莪术,以增强破瘀消坚之力;大便秘结者可加芒硝、厚朴以通利大便每天 2 剂,煎服。同时口服开胸顺气丸,每次 3g,每天 3 次。

3)针灸治疗:取定喘穴、肺俞穴、膻中穴,据证之虚实施补泻之法,留针 25分钟。

二、创伤性气胸

(一)概述

胸膜腔内出现积气,成为气胸。气胸在胸部创伤中的发生率仅次于肋骨骨折。创伤性气胸的形成多由于肺、气管、支气管、食管损伤导致空气进入胸壁或胸壁伤口与胸腔相交通。气胸按照其病理生理变化及胸膜腔压力分为闭合性、开放性和张力性气胸三类。

(二)临床表现与诊治要点

1.闭合性气胸　根据胸膜腔内积气的量与速度,轻度患者可无明显症状,重度患者呼吸困难。体检可能发现伤侧胸廓饱满,呼吸活动度降低,气管向健侧移位,伤侧胸部叩诊呈鼓音,呼吸音降低。胸部影像学检查可显示不同程度的肺萎陷和胸膜腔积气,伴有胸腔积液时可见液平面。诊断性胸腔穿刺可抽出气体。小量气胸肺萎陷在 30%以下无须特殊处理,胸腔内积气一般可在 1～2 周内自行吸收;中量肺萎陷在 30%～50%左右,大量气胸肺萎陷在 50%以上,需根据积气量与速度选择胸膜腔穿刺术或胸膜腔闭式引流术处理,以排除胸膜腔积气,促使肺尽早膨胀。

2.开放性气胸　临床主要表现为呼吸困难、口唇发绀、鼻翼扇动,伤侧胸壁可见伴有气体进出胸膜腔发出声音的吸吮伤口。气管向健侧移位,伤侧胸部叩诊鼓音,呼吸音消失,严重者伴有休克。胸部影像学检查可见伤侧胸腔大量积气,肺萎缩,纵隔移向健侧。

急救处理原则是把开放性气胸立即变为闭合性气胸,改善呼吸,迅速转送医院。使用无菌或清洁器材制作不透气敷料和压迫物,在伤员用力呼气末封盖吸吮伤口,并加压包扎。转运途中呼吸困难加重,应在呼气时开放密闭敷料,排出气体后再封闭伤口。医院内急诊处理应在改善呼吸循环状况下清创缝合胸部伤口,安置胸膜腔闭式引流,给予抗生素预防感染,疑有胸腔内脏损伤则需剖胸探查处理。胸膜腔闭式引流术的适应证为中或大量气胸、开放性气胸、张力性气胸,胸腔穿刺术治疗气胸效果不佳,肺难于复张,需使用机械通气或人工通气的气胸或血气胸患者。

3.张力性气胸　张力性气胸患者表现为严重或极度呼吸困难、烦躁、意识障碍、大汗淋漓、发绀。气管明显移向健侧,颈静脉怒张,伤侧胸部饱满,多有皮下气肿,伤侧胸部叩诊鼓音,呼吸音消失。不少患者有脉细快,血压降低等循环障碍表现。胸部影像学检查显示伤侧胸腔大量积气,肺完全萎陷、纵隔移位,并可能有纵隔和皮下气肿,诊断性胸腔穿刺有高压气体向外推移针筒芯。

入院前急救需迅速使用粗针头穿刺胸膜腔减压,并外接具有单向活瓣功能的装置;紧急时可在粗针柄部外接剪有小口的柔软塑料袋、气球等,使胸腔内高压气体易于排出,而外界空气不进入胸腔。进一步处理应安置胸膜腔闭式引流,使用抗生素预防感染。闭式引流装置与外界相通的排气孔连接适当调节恒定负压的吸引装置,以加快气体排出,促使肺膨胀。待漏气停止 24 小时后,X 线检查证实肺已膨胀,方可拔出胸腔引流管。持续漏气而肺难以膨胀时需考虑剖胸探查手术或电视胸腔镜手术探查。

三、创伤性血胸

（一）概述

胸部损伤引起胸膜腔积血，称为血胸，可与气胸同时存在，称为血气胸。胸膜腔积血主要来自肺组织裂伤出血，肋间血管或胸廓内血管损伤出血，心脏和大血管受损破裂出血。由于大量出血，导致血容量丢失，血液聚积于胸腔内，导致胸腔内压力增高，使肺受压萎陷并将纵隔推向健侧，因而严重地影响呼吸和循环功能。

（二）临床表现与诊断

小量血胸（成人 500ml 以下）可无明显症状，胸部 X 线检查仅示肋膈角消失。中量血胸（成人 500～1500ml）可出现休克代偿期表现和限制性呼吸障碍。大量血胸（成人 1500ml 以上）有明显的失血性休克表现和较为严重的呼吸困难。体格检查可见气管向健侧移位，伤侧胸部呼吸动度减弱，肋间隙饱满，叩诊浊音和呼吸音减低等胸腔积液的临床表现。立位胸部 X 线片可发现伤侧胸膜腔有大片积液阴影，看不到气液面。纵隔可向健侧移位。如合并气胸则显示液平面。患者胸膜腔穿刺抽出血液，更能明确诊断。

早期胸部创伤发现有血胸，需进一步判断出血是否已停止或还在进行，注意进行性出血的征象。血胸患者并发感染时，出现高热、寒战、疲乏、出汗，白细胞计数升高。胸膜腔穿刺抽出的血液做涂片检查，红细胞与白细胞的比例达到 100∶1 则提示感染。将胸腔抽出液 1ml 放入试管内，加蒸馏水或自来水 4ml，混合放置 3min 观察，如呈现浑浊或絮状物，则表明已有感染，涂片检查和细菌培养能够确定致病菌种类。

（三）治疗

1.常规西医治疗　进行性血胸应与心脏压塞、张力性气胸做紧急鉴别诊断，在纠正低血容量休克的同时选择适当切口紧急开胸探查，手术止血。非进行性血胸可根据积血量采用胸腔穿刺或胸膜腔闭式引流术治疗，及时排出积血，促使肺膨胀，改善呼吸功能。血胸持续存在会增加发生凝固性或感染性血胸的可能性，一般多采用闭式胸腔引流术。凝固性血胸应待伤员情况稳定后尽早手术，清除血块，并剥除胸膜表面血凝块机化而形成的包膜；手术时机一般在伤后 2～3 天，推迟手术时机可能使清除肺表面纤维蛋白膜变得困难，并继发感染。感染性血胸应及时改善胸腔引流，排尽感染性积血积脓，若效果不佳或肺复张不良，应尽早手术根除感染性积血，剥离脓性纤维膜。电视胸腔镜（VATS）的微创手术技术已广泛应用于生命体征稳定非急诊手术的血胸患者,具有创伤小、疗效确切、住院时间短等优点。主要适应证为肺复张不良的残余血胸,凝固性血胸,感染性血胸和疑有膈肌损伤的探查手术。

2.中医治疗　中医学认为本病是由骨断筋伤,经脉破损,血不循常道,溢于脉外,积于胸中,阻滞气机,气道不畅,肺失清肃、上逆所致,遂采取活血化瘀,开胸行气之法。血府逐瘀汤中当归、川芎、赤芍、桃仁、红花活血化瘀;生地黄凉血清热,合当归又能养阴润燥,使祛瘀而不伤阴血;四逆散行气和血而舒肝,有气行则血行之意;桔梗开宣肺气,载药上行,又可合枳壳一升一降,开胸行气,使气行则血行;牛膝祛瘀血,通血脉,引瘀血下行;甘草调和诸药。诸药相伍,既行血分瘀滞,又解气分郁结,活血而不耗血,祛瘀又能生新,合而用之,使瘀去气行,则诸证可愈。去柴胡,主要考虑到"阴血同源",患者血胸量较大时可致血虚,此时使用柴胡恐致劫伤肝阴,加入瓜蒌壳、葶苈子,取瓜蒌壳利气宽胸之效,葶苈子破滞开结,定逆止喘,利水消肿,且两药均为苦寒之品,可清化热痰,用于血胸,可解瘀久化热之虞。

第三节　肺脓肿

肺脓肿是由于各种病原菌感染发生肺部化脓性炎症、组织坏死、液化而形成。以前称为非特异性肺脓肿,以区别继发于邻近来源的继发性肺脓肿。故又特称为原发性化脓性肺脓肿。临床上以高热、咳嗽、咳大量脓臭痰为特征。自近20年来由于抗生素广泛应用,肺脓肿的发病率已明显减少。

一、病因

正常人的鼻腔、口咽部有大量细菌寄殖,唾液中含有大量厌氧菌,齿缝中有很多的厌氧菌存在。肺脓肿的致病菌与口咽部的寄殖菌关系密切,且常为多种细菌混合感染,其中厌氧菌感染占90％以上,占重要地位。常见的厌氧菌为产黑色素类杆菌、核粒梭形杆菌、口腔类杆菌、消化肠球菌、消化链球菌、韦荣球菌、微需氧链球菌等。需氧菌、兼性厌氧菌主要为金黄色葡萄球菌、化脓链球菌、肺炎杆菌、绿脓杆菌等,由于他们毒力强、繁殖快,肺组织容易坏死形成脓肿。此外,β型溶血性流感杆菌、嗜血杆菌、军团杆菌、奴卡菌、支原体、真菌和卡氏囊虫等也可引起肺脓肿,但较少见。

二、分类和发病机制

(一)吸入性肺脓肿

占60%以上,病原体经口、鼻咽腔吸入。扁桃体炎、鼻窦炎、齿槽脓肿或龋齿等脓性分泌物、口腔、鼻、咽部手术后的血块;麻醉、乙醇和安眠药、中毒、溺水、吸毒、癫痫发作、窒息或昏迷时,咽喉部保护性反射减弱或消失,肺的防御和清除功能被破坏,病原菌极易经支气管进入肺内。食管疾病如裂孔疝、食管失弛缓症、鼻导管、鼻饲、气管造瘘术也是造成吸入原因;有些患者未能发现明显原因,可能由于受寒、疲劳、全身免疫状态和呼吸道防御功能减低,在深睡时吸入口腔污染的分泌物而发病。本型多为单发性。其发生与解剖结构及体位有关。异物较易吸入右肺。在仰卧时,好发于上叶后段和下叶背部;在坐位时,好发于下叶后基底段。当各种污物吸入阻塞支气管后,远端肺组织萎陷,细菌迅速繁殖,引起化脓性炎症,坏死,继而形成肺脓肿。若脓肿与支气管相通,脓液可经支气管排出而形成空洞。在急性期,如脓液能顺利排出,以及有效药物控制病变可获愈合。若引流不畅,未能及时治疗,病变扩大,侵犯邻近的肺段或全肺。在引流支气管有活瓣性阻塞时,可形成张力性空洞或肺不张。肺脓肿多发生于远端支气管,病灶多见于肺表面,易产生胸膜反应或粘连。脓肿破入胸腔时,可引起脓气胸和支气管胸膜瘘。肺脓肿在急性期如未能及时控制,迁延在3个月以上,则逐渐转变为慢性期,脓肿周围的急性炎症吸收,被纤维组织所包绕。在反复感染、组织破坏与修复交错演变的过程中,受累的支气管和肺部组织破坏同时存在。脓腔及周围肺组织有程度不同的纤维化。相关的支气管可有部分性梗阻和扩张。脓腔呈多房性,并有纤曲的窦道相通,由于引流不畅,致炎症迁延扩散。由于两侧支气管在解剖学的差异,右侧肺脓肿的发生率比左侧高。右侧约占70%,左侧占30%。

(二)血源性肺脓肿

它是由于肺外部位感染病灶的细菌或脓毒性栓子经血道播散至肺部引起小血管梗死,产生化脓性炎症,组织坏死导致肺脓肿。如皮肤创伤、感染、疖痈、骨髓炎、产后盆腔感染、亚急性细菌性心内膜炎、化脓性血栓性静脉炎、中耳炎、泌尿道或腹腔感染等。病原菌主要是金黄色葡萄球菌、革兰阳性肠道杆菌和某些厌氧菌。败血症和脓毒性病症时,细菌或脓毒性栓子随血流至肺部,栓塞肺部小动脉,病灶多位于肺表面近胸膜处。肺动脉栓塞后,可引起肺组织坏死,迅速形成脓肿,常为多发性,如因炎症阻塞小的支气管,易形成活瓣状,也可形成张力性脓肿,或几个小脓肿融合成一个大脓肿。

（三）继发性肺脓肿

多在某些肺部疾病的基础上继发感染所致，常见于支气管肺癌、肺囊肿、支气管扩张、肺结核空洞、肺寄生虫病、肺真菌病、支气管或肺异物、食管癌穿孔。肺部邻近器官化脓性病变或外伤感染、膈下脓肿、肾周围脓肿、脊柱旁脓肿等，穿破至肺引起脓肿。因其各有其特殊的病理基础，与原发性肺脓肿不同，他们有不同的临床特点。大块肺梗死灶因局部有脓毒性栓子，或伴支气管继发感染，常有肺组织广泛破坏，进展迅速而形成脓肿，其病变多发，多位于下叶后段及外侧段，空洞壁较薄，内壁不光滑，常有胸膜渗出表现。

三、临床表现

（一）症状

急性吸入性肺脓肿起病急剧，患者畏寒、高热、咳嗽、咳黏液痰或黏液脓性痰。炎症波及胸膜时可有胸痛、气急。常伴全身乏力、脉快、多汗、食欲缺乏。7～10天后脓肿破溃到支气管，痰量大增，每日可达 3.0～500ml，为脓性痰，静置后可分三层。若为厌氧菌感染则痰有腐臭味。咳出脓性痰后，症状好转，体温下降。约 1/3 患者有咯血。脓肿可穿破进入胸腔而引起急性张力性气胸或支气管胸膜瘘。急性阶段若及时有效治疗可有数周内好转。如治疗不力、不彻底，迁延 3 个月以上而变成慢性肺脓肿，患者有慢性咳嗽、咳脓痰、反复咯血、不规则发热、贫血，消瘦慢性消耗病态。

血源性肺脓肿先有原发病灶引起的畏寒、高热等脓毒血症的表现。以后数日才出现肺部症状，如咳嗽、咳痰等，痰量不多，咯血者很少见。

（二）体征

肺脓肿早期，病变小或位于肺脏深部可无异常体征，待脓肿形成，周围有渗出，叩诊可呈浊音或实音，语颤增强，呼吸音增强，有湿啰音。脓腔较大时，可有空瓮音。血源性肺脓肿体征大多阴性。慢性患者多呈消耗病容、面色苍白、消瘦或浮肿。大多数患者均有杵状指（趾），少数患者可发生肺性肥大性骨关节病。有的患者，由于炎症反复发作，病灶周围的胸膜产生粘连，在粘连中常有许多扩张的血管，这些血管和胸壁及肺血管沟通，形成侧支循环，即为左向右分流，检查时，体表部位有时可见到表浅的扩张血管，少数病例能听到收缩期或连续性血管杂音，此种杂音的病者，术中出血量较大，应作充分准备。

四、辅助检查

(一)实验室检查

1.血常规:血液白细胞计数及中性粒细胞均显著增高。慢性肺脓肿患者白细胞可无明显改变。但可有轻度贫血改变。

2.血培养:急性期血液细菌培养对病原菌诊断有帮助。

3.痰细菌培养:对排除其他微生物感染有帮助,如分枝杆菌属、革兰阳性及阴性菌、真菌感染等。

4.当肺脓肿伴发脓胸时,应行胸穿,行厌氧菌及真菌培养。并作胸液涂片,作细菌革兰染色。

5.血清学检查:当军团菌感染时,可作试管凝集及酶联免疫吸附试验。支原体感染时,可行间接 ELISA 对患者双份血清作抗肺炎支原体 IgG、IgM 检测及冷凝集试验,阳性感染者对诊断有助。国内外已有从血流或脓液标本检测致病的厌氧菌酸性代谢产物进行诊断的方法。

(二)X 线平片

早期肺脓肿呈大片浓密模糊阴影,边缘不清。病变呈肺段分布。脓肿形成后,若脓液经支气管排出,胸片能显示液平面的圆形空洞,四周有较厚的云雾状炎性浸润。若支气管引流不畅,可形成张力性空洞,胸片表现为薄壁囊性空洞。急性期如引流通畅,空洞日渐缩小,周围炎症吸收。慢性肺脓肿,以厚壁空洞为主要表现,空洞大小和形态不一。空洞周围有纤维组织增生,边缘不整,四周可有放射状条索影,即所谓"长毛刺"。不少慢性肺脓肿可跨越肺段或肺叶的界限。常合并胸膜肥厚,有时胸膜增生可掩盖肺内病灶,只有加滤光板摄片或体层摄影,才能显示脓肿。少数病例,由于引流不畅,脓液不能排出而干涸,X 线上呈团块状浓密阴影,没有空洞或只有很小空洞,需与肺癌鉴别。为更清楚显示肺脓肿的实质病变,常需体层摄影检查,可以显示脓腔大小及部位,还可显示与支气管沟通的情况,在鉴别诊断上有意义。

血源性肺脓肿在肺的边缘部有多发的散在小片状炎症阴影或边缘较整齐的球形病灶,其中可见脓腔及液平面,随着炎症吸收可见局灶性纤维化。

侧位 X 线检查,可明确脓肿的部位及大小,有助于体位引流及术前定位。

胸部 CT 可见类圆形的厚壁脓腔,并可见液平,脓腔内壁常表现为不规则,周围有模糊性影。

（三）纤维支气管镜检查

是鉴别肺脓肿、结核、肿瘤、异物等的重要方法。通过组织活检,分泌物的细菌及瘤细胞检查,对确诊有很大价值,同时也可吸除浓痰,减轻感染的效果。

（四）支气管碘油造影

可以显示脓肿和继发病变的解剖位置和扩展范围,残余空洞也可显出。对确定诊断和手术范围很有意义。

（五）食管钡餐造影

可了解有无支气管食管瘘的存在。

五、诊断

肺脓肿的诊断主要依据病史,结合实验室检查。胸片显示肺野大片浓密炎性阴影中有脓腔及液平面。血痰培养,包括厌氧菌培养,分离细菌,有助于作出病原学诊断。并发脓胸的患者应作胸腔穿刺,行胸液的需氧及厌氧菌培养,也有帮助。

肺脓肿应与下列疾病相鉴别。

（一）细菌性肺炎

早期肺脓肿与细菌性肺炎在症状和X线表现很相似。肺炎球菌肺炎最常见有口唇疱疹、铁锈色痰而无大量黄脓痰。胸部X线显示肺叶、段实变或呈片状炎性病变,边缘模糊不清,但无脓腔形成。痰或血的细菌分离可以鉴别。

（二）空洞性肺结核

应详细询问病史,肺脓肿有高热、寒战、痰多且臭。肺结核的X线显示空洞周围的炎性病变较少,而且有不规则条索状病灶,卫星病灶和钙化斑点,并有同侧或对侧的支气管性播散病灶,空洞内有少许液平,痰中可发现结核菌。

（三）肺癌

发病缓慢,在40岁以上的病者,常无毒性症状。肿瘤阻塞支气管可引起阻塞性炎症。癌灶液化可形成癌性空洞,壁厚、偏心、内壁凹凸不平,无液平,空洞周围无炎症反应,但常可见到肺门淋巴结肿大。多次痰细胞检查,气管分叉断层,支气管镜检及造影,可有助与肺脓肿鉴别。

（四）肺囊肿继发感染

胸片显示囊肿呈圆形、腔壁薄而光滑,常伴有液平,周围少有炎症表现。患者一般无寒战、高热、咳嗽、咳大量脓性痰历史。

六、治疗要领

（一）药物治疗

早期合理有效的内科治疗是根除肺脓肿的关键。有针对性地应用强有力的抗菌药物以及良好的支气管引流是缩短疗程、提高治愈率的重要方法。

1.抗生素治疗　急性期应用大剂量有效抗菌药物治疗，85%～95%的患者能治愈。但开始治疗前应送血、胸液等细菌培养及厌氧菌培养和药物敏感试验。

青霉素为首选。重症患者，每天应静滴 2000 万单位。同时可加用链霉素，每日 1g 肌肉注射。或羟氨苄青霉素 500～750mg 口服，4 次/d，持续 4～6 周，直至症状消失。也可加用甲硝唑：广谱抗厌氧菌感染药物，毒性低，并能通过血脑屏障，不引起二重感染。

克林霉素，对厌氧菌疗效好，尤对青霉素耐药菌敏感。也有学者认为青霉素和克林霉素，或青霉素和甲硝唑合用，可作为常规治疗。对混合感染或致病菌不明的感染也可采用第 2 代或第 3 代头孢菌素与氨基糖苷类抗生素，或甲硝唑与氨基糖苷类抗生素联合应用。

2.体位引流及排液　可按照脓肿的不同部位采用相应体位，3 次/d，每次 15～30min，辅以雾化治疗法。如有条件和必要可作纤维支气管镜检查，收集分泌物作细菌培养，如有异物和分泌物可及时吸出，并可将支气管扩张剂与抗生素滴注到病变部位。当病情危重，可用经皮闭式插管空洞引流，并发脓胸时应行闭式引流。

3.支持疗法　增加营养，小量间断输新鲜血。使用支气管解痉剂和祛痰剂，排出痰液。也可选用中药治疗，有消热解毒、散结祛痰、去腐生新的作用。

（二）手术治疗

1.适应证：肺脓肿经积极内科治疗，效果不显著，因纤维组织大量增生，脓腔壁增厚，发生上皮化，并发支气管扩张时，则应考虑手术治疗，手术适应证如下。

（1）肺脓肿病程在 3 个月以上，经内科治疗，无好转或反复发作者。但对年老体弱或有手术禁忌证者，仍应坚持积极内科治疗。

（2）发生威胁生命的大咯血，经非手术治疗无效时，应及时手术，挽救生命。

（3）支气管阻塞使感染不能控制，或经积极治疗 1 个月，仍显示巨大脓肿，空洞直径在 6cm 以上者。

（4）不能与肺癌、真菌感染或肺结核鉴别时，应考虑手术治疗。

（5）慢性肺脓肿并发支气管扩张、脓胸、支气管胸膜瘘者。

2.术前准备十分重要，应进行充分的综合治疗。包括加强营养，积极控制感染,少量间断输血,改善全身情况。加强体位引流,使痰量减少到每天 50ml 以下,体温、脉搏平稳,中毒症状消失。大多数慢性肺脓肿经外科治疗,可获良好结果。

3.手术方法:手术多采用支气管双腔插管下全麻。应用侧卧位后外侧切口,此切口暴露好,有利于分离粘连、止血。慢性肺脓肿病程一般较长,病程范围广,粘连重。为防止剥破脓肿,可采用胸膜外剥离法,手术时,切除要彻底,范围要够大,原则上要求切面上无病变组织,否则术后留有残余病变,出现症状,并发脓胸或支气管胸膜瘘。若患者全身情况差,经准备后,仍不能承受肺切除手术,可酌情考虑作肺脓肿切开引流术。

慢性肺脓肿肺切除范围应视手术中实际情况而定,尽量不作肺段及肺叶切除,又要保证手术的良好效果,既切除了病肺,又最大限度保留健康肺组织。游离病变时应细心操作,防止脓液污染胸腔,支气管残端不宜过长,缝合良好,并动用附近组织包盖,病肺切除后,胸腔应充分冲洗,并放入抗生素。随着麻醉及手术技术的日益成熟,外科治疗效果均很满意。

第四节　食管破裂

一、病因

1.颈部食管破裂多见于刀器伤,胸部食管破裂多见于爆炸伤。

2.误吞异物或内镜检查及食管扩张术时致食管破裂。

3.上腹部或下胸部突然受到暴力压时,致胃内气体及胃内容物冲击食管下端导致近贲门处食管破裂。

4.暴饮暴食后剧烈的恶心、呕吐,使食管腔内压力骤增,可致食管破裂。

5.食管的原有疾患,如癌肿、溃疡、烧伤、瘢痕破裂。

二、病理

如颈部伤口引流不畅时,继发感染或口腔分泌物等可下行侵入纵隔,引起纵隔障炎症、纵隔脓肿。若破入胸腔,则发生脓气胸、胸段食管伤伴穿孔时,常会迅速形成纵隔脓肿。

三、临床表现

1.患者有剧烈的胸骨后疼痛,肩背痛,有时有少量呕血,下咽的唾液、气体及食物进入纵隔,致纵隔气肿及纵隔障脓肿,若穿透纵隔胸膜,可形成脓气胸。

2.患者有高热、脉率快,白细胞总数及中性增高,若引流不当,可迅速出现全身中毒症状,进一步发展为中毒性休克。

3.下段食管破裂,常有胃液反流入纵隔及胸腔。如破裂口较小,纵隔感染可局限,形成纵隔脓肿。

四、诊断

1.颈部食管破裂,有唾液及食物从伤口流出。剧烈的肩背部或胸骨后疼痛。

2.胸部食管位于后纵隔,裂伤与纵隔相通,继发急性纵隔炎,纵隔脓肿或气肿。

3.胸部气管破裂,若与胸腔相通,可继发张力性气胸,胸腔感染,其脓恶臭,口服亚甲蓝后,胸腔闭式引流管内可见蓝色液体。

4.患者有高热、脉快、白细胞增高或有心慌气短,出冷汗等全身中毒症状。

5.X线检查可见纵隔阴影增宽或纵隔内气肿、侧位检查示后纵隔局限性气液面。破溃与胸腔相通时,则出现液气胸。

6.口服碘化油行X线检查或行内镜检查,可见碘化油经破口处流出,内镜可发现破裂口。

五、治疗

(一)非手术疗法

食管破裂诊断一经确定,应立即禁饮食,颈部食管若裂口较小,只要引流通畅,局部保持清洁,可自行愈合。

(二)手术疗法

颈部食管有较大裂伤或完全横断时,争取24h内进行手术治疗,行破裂食管修补或对端吻合术。胸部食管裂伤早期可与胸内其他合并伤同时处理。在伤情条件允许下,争取早期手术修补或对端吻合术。

(三)后期疗法

胸部食管破裂后,已有纵隔脓肿或脓气胸时,食管裂口已不能缝合修补,应先行纵隔引流及胸腔闭式引流。应给予输液、输血,大剂量有效广谱抗生素,行脓液培养+药敏。行胃或空肠造瘘,鼻饲饮食,对患者精心护理,病情稳定好转后,再行食管裂伤根治手术。

第三章　呼吸内科常见急危重症

第一节　重症肺炎

重症肺炎是指除肺炎常见呼吸系统病况外,尚有呼吸衰竭和其他系统明显受累的表现,既可发生社区获得性肺炎(CAP),亦可发生医院获得性肺炎(HAP)。在医院获得性肺炎中以 ICU 内获得的肺炎、呼吸机相关性肺炎和医疗护理相关性肺炎常见,是临床常见的急危重症之一。它具有起病急、症状重、治疗困难、预后差、病死率高的特点。

重症肺炎属于中医学"风温""肺热病""肺炎喘嗽"等范畴。风温肺热病是肺热病与风温病的合称,是以发热、咳嗽、胸痛等为主要临床表现的外感疾病。首见于《伤寒论》:"太阳病,发热而渴,不恶寒者,为温病。若发汗已,身灼热者,为风温。"这里所谓的风温,是指温病误治后的一种变证,与后世风温肺热病完全不同。宋·庞安时在《伤寒总病论》中说:"患者素伤于风,因复伤于热,风热相搏,则发风温,四肢不收,头痛身热,常自汗出不解。"指出了风温的病因病机及症状。明·汪石山首先确立风温病为 4 种温病中的独立病种。"有不因冬月伤寒而病温者"即指风温病,在理论上突破了以往春季温病皆由于"冬伤于寒"的传统观念。清代为风温病成熟时期,创立了卫气营血辨证。叶天士在《外感温热篇》指出:"温邪上受,首先犯肺,逆传心包。"为风温的传变及辨治规律提供了理论依据。

一、病因与发病机制

(一)病因

重症肺炎又称中毒性肺炎或暴发性肺炎,病原可以是单一致病微生物,也可以是混合感染所导致的肺实质性重症肺炎,最常见的致病菌为肺炎双球菌,其次为化脓性链球菌、金黄色葡萄球菌、绿脓杆菌、流感嗜血杆菌、厌氧菌等,还有少见的病毒,如鼻病毒等,这些病原体所分泌的内毒素造成血管收缩功能障碍,并引起血压下降,并发休克,造成细胞损伤和重要脏器功能损害。

（二）发病机制

重症社区获得性肺炎进展快，可以迅速导致器官失代偿、多器官功能障碍及衰竭。其病程经历：局部感染致下呼吸道感染（轻度肺炎）；进而肺部扩散引起急性呼吸衰竭；系统性传播相继引起脓毒症、重症脓毒症、感染性休克和 MODS 或 MOF。重症肺炎的基本病理生理机制：①致病微生物侵入肺部造成感染后激活过度炎症介质反应，造成快速进展的肺损害，炎症介质反应及肺损伤所致的低氧进一步造成全身多器官功能受损，严重时发展为 MODS 或 MOF。②对于合并免疫功能低下或缺陷的患者发生重症肺炎的机制是由于致病微生物不能被局限、杀灭，直接播散入血造成 MODS 或 MOF。

重症肺炎的病理损害主要包括两方面：一方面是致病微生物可引起肺部上皮细胞及间质的结构、功能损害，从而引起呼吸困难、低氧血症、急性呼吸窘迫综合征甚至呼吸衰竭。另一方面是机体防御反应过度。重症肺炎时机体产生大量炎症细胞因子，如肿瘤坏死因子、白细胞介素-1，白细胞介素-6 等，炎症细胞因子作用于肺部和全身器官从而引起全身炎症反应综合征，不仅加重 ARDS 及呼吸衰竭，而且会引起 MODS。

二、中医病因病机

（一）病因

1.外感六淫　温热之邪，从口鼻而入；或反复外感风邪，表卫不固，复感热邪而发病，或冬伤于寒，入里化热而病。

2.素体亏虚　素体正气不足，尤阴虚之体，起居不慎，脏腑功能一时性失调，导致卫外失固，外感风热病邪所致。

（二）病机

本病是因机体正气不足，营不内守，卫不御外，抗病能力低下，暴感风热之邪而发。起病急，传变快，病程短，四季发病，以冬春多见。病位在肺，与心、肝、肾关系密切。因"温邪上受，首先犯肺"；若邪热内陷，即现"逆传心包"；或邪热羁留不解，深入下焦，则劫灼真阴，下竭肝肾。病初多为阳、热、实证，后期则虚实夹杂或以虚为主。病势初起即见肺胃证候，可顺传于胃，致阳明邪热炽盛；或逆传心包，扰动心神。病变过程中，常因邪热壅肺而致痰、热、咳、喘，病至后期，则多肺胃阴伤。其感染途径是从口鼻而入，先犯上焦肺卫，正盛邪实；病势不解，则卫气之邪入里而达气分，肺气壅塞，但病变重点始终在肺，如及时救治，邪去正复。若失治误治或治之不当或正不胜邪，必邪气深入，病情发展。其传变趋势有二：一为顺传阳明，而伤气

（邪热壅肺），伤营入血；二为逆传心包，热伤心营，上扰神明（脑）。若邪热深盛，邪正剧争，正气溃败，骤然外脱，则阴津失其内守，阳气不能固守，终则阴阳不能维系，阴竭阳脱。此外，风温热邪，久羁不解，易深入下焦，下竭肝肾，导致真阴欲竭，气阴两伤。

三、临床表现

重症肺炎可急性起病，部分患者除了发热、咳嗽、咳痰、呼吸困难等呼吸系统症状外，可在短时间内出现意识障碍、休克、肾功能不全、肝功能不全等其他系统表现。少部分患者甚至可不表现典型的呼吸系统症状，容易引起误诊。也可起病时较轻，病情逐步恶化，最终达到重症肺炎的标准。在急诊门诊遇到的主要是重症CAP患者，部分是卫生保健相关性肺炎（HCAP）患者。重症CAP的最常见的致病病原体有：肺炎链球菌、金黄色葡萄球菌（金葡菌）、军团菌、革兰阴性杆菌、流感嗜血杆菌等，其临床表现简述如下。

1.肺炎链球菌　肺炎链球菌为重症CAP最常见的病原体，占30%～70%。呼吸系统防御功能损伤（酒精中毒、抽搐和昏迷）时咽喉部大量含有肺炎链球菌的分泌物可能被吸入到下呼吸道。病毒感染和吸烟可造成纤毛运动受损，导致局部防御功能下降。充血性心衰也为细菌性肺炎的先兆因素。脾切除或脾功能亢进的患者可发生暴发性的肺炎链球菌肺炎。多发性骨髓瘤、低丙种球蛋白血症或慢性淋巴细胞白血病等疾病均为肺炎链球菌感染的重要危险因素。典型的肺炎链球菌肺炎表现为肺实变、寒战，体温大于39.4℃，多汗，胸痛，多见于原本健康的年轻人。而老年人中肺炎链球菌的临床表现隐匿，常缺乏典型的临床症状和体征。典型的肺炎链球菌肺炎的胸部X线表现为肺叶、肺段的实变。肺叶、肺段有实变的患者易合并菌血症。肺炎链球菌合并菌血症的死亡率为30%～70%，比无菌血症者高9倍。

2.金葡菌肺炎　金葡菌肺炎为重症CAP的一个重要病原体。在流行性感冒时期，CAP中金葡菌的发生率可高达25%，约50%的病例有某种基础疾病的存在。呼吸困难和低氧血症较普遍，死亡率为64%。胸部X线检查常见密度增高的实变影。常出现空腔，可见肺气囊，病变较快，常伴发肺脓肿和脓胸。MRSA（耐甲氧西林金葡菌）为CAP中较少见的病原菌，但一旦明确诊断，则应选用万古霉素治疗。

3.革兰阴性菌　重症CAP中革兰阴性菌感染约占20%，病原菌包括肺炎克雷伯杆菌、不动杆菌属、变形杆菌和沙雷菌属等。肺炎克雷伯杆菌所致的CAP占

1％～5％，但其临床过程较为危重。易发生于酗酒者、慢性呼吸系统疾病患者和衰弱者，表现为明显的中毒症状。胸部 X 线的典型表现为右上叶的浓密浸润阴影，边缘清楚，早期可有脓肿的形成。死亡率高达 40％～50％。

4.非典型病原体　在 CAP 中非典型病原体所致者占 3％～40％。其中肺炎支原体居首位，在成人中占 2％～30％，肺炎衣原体占 6％～22％，嗜肺军团菌占 2％～15％。但是肺炎衣原体感染所致的 CAP，其临床表现相对较轻，死亡率较低。肺炎衣原体感染可表现为咽痛、声嘶、头痛等重要的非肺部症状，其他可有鼻窦炎、气道反应性疾病及脓胸。肺炎衣原体可与其他病原菌发生共同感染，特别是肺炎链球菌。老年人肺炎衣原体肺炎的症状较重，有时可为致死性的。肺炎衣原体培养、DNA 检测、PCR、血清学（微荧光免疫抗体检测）可提示肺炎衣原体感染的存在。军团菌肺炎占重症 CAP 病例的 12％～23％，仅次于肺炎链球菌，多见于男性、年迈、体衰和抽烟者，原患有心肺疾病、糖尿病和肾衰竭者如患军团菌肺炎则危险性增加。军团菌肺炎的潜伏期为 2～10 天。患者有短暂的不适、发热、寒战和间断的干咳。肌痛常很明显，胸痛的发生率为 33％，呼吸困难为 60％。胃肠道症状表现显著，恶心和腹痛多见，33％的患者有腹泻。不少患者还有肺外症状，如急性的精神神志变化、急性肾衰竭和黄疸等。偶有横纹肌炎、心肌炎、心包炎、肾小球肾炎、血栓性血小板减少性紫癜。50％的病例有低钠血症，此项检查有助于军团菌肺炎的诊断和鉴别诊断。军团菌肺炎的胸部 X 线表现特征为肺泡型、斑片状、肺叶或肺段状分布或弥漫性肺浸润。有时难以与 ARDS 区别。胸腔积液相对较多。此外，20％～40％的患者可发生进行性呼吸衰竭，约 15％以上的病例需机械通气。

5.流感嗜血杆菌肺炎　占 CAP 病例的 8％～20％，老年人和 COPD 患者常为高危人群。流感嗜血杆菌肺炎发病前多有上呼吸道感染的病史，起病可急可慢，急性发病者有发热、咳嗽、咳痰。COPD 患者起病较为缓慢，表现为原有的咳嗽症状加重。婴幼儿肺炎多较急重，临床上有高热、惊厥、呼吸急促和发绀，有时发生呼吸衰竭。听诊可闻及散在的或局限的干、湿性啰音，但大片实变体征者少见。胸部 X 线表现为支气管肺炎，约 1/4 呈肺叶或肺段实变影，很少有肺脓肿或脓胸形成。

6.卡氏肺孢子虫肺炎（PCP）　PCP 仅发生于细胞免疫缺陷的患者，但其仍是一种重要的肺炎，特别是 HIV 感染的患者。PCP 常常是诊断 AIDS 的依据。PCP 的临床特征性表现有干咳、发热和在几周内逐渐进展的呼吸困难。患者肺部症状出现的平均时间为 4 周，PCP 相对进展缓慢可区别于普通细菌性肺炎。PCP 的实验室检查异常包括：淋巴细胞减少，CD4 淋巴细胞减少，低氧血症，胸部 X 线片显示双侧间质浸润，有高度特征的"毛玻璃"样表现。但 30％的胸片可无明显异常。

PCP 为唯一有假阴性胸片表现的肺炎。

四、诊治要点

（一）诊断

1.主要标准　①需要有创机械通气；②感染性休克需要血管收缩剂。

2.次要标准　①呼吸频率≥30 次/分；②氧合指数（PaO_2/FiO_2）≤250；③多肺叶浸润；④意识障碍或定向障碍；⑤氮质血症（BUN≥20mg/dl）；⑥白细胞减少（WBC<4.0×10⁹/L）；⑦血小板减少（血小板<100×10⁹/L）；⑧低体温（T<36℃）；⑨低血压，需要强力的液体复苏。

符合 1 项主要标准或 3 项次要标准即可诊断为重症肺炎。

（二）辅助检查

1.血常规和痰液检查　细菌性肺炎血白细胞计数多增高，中性粒细胞多在80％以上，并有核左移；年老体弱及免疫力低下者的白细胞计数常不增高，但中性粒细胞的百分比仍高。痰呈黄色、黄绿色或黄褐色脓性混浊痰，痰中白细胞显著增多，常成堆存在，多为脓细胞。病毒性肺炎白细胞计数一般正常，也可稍高或偏低。继发细菌感染时白细胞总数和中性粒细胞可增高。痰涂片所见的白细胞以单核细胞为主；痰培养常无致病菌生长；如痰白细胞核内出现包涵体，则提示病毒感染。在重症肺炎时可因骨髓抑制出现白细胞减少症（WBC 计数<4×10⁹/L）或血小板减少症（血小板计数<100×10⁹/L）。二者均提示预后不良，是诊断重症肺炎的 2个次要标准。在感染控制、病程好转后可恢复。

2.病原学　包括血培养、痰革兰染色和培养、血清学检查、胸水培养、支气管吸出物培养，或肺炎链球菌和军团菌抗原的快速诊断技术。此外，可以考虑侵入性检查，包括经皮肺穿刺活检、经纤支镜防污染毛刷（PSB）采样、支气管肺泡灌洗（BAL）采集标本定量培养。血培养一般在发热初期采集，如已用抗菌药物治疗，则在下次用药前采集。采样以无菌法静脉穿刺，防止污染。成人每次 10～20ml，婴儿和儿童 0.5～5ml。血液置于无菌培养瓶中送检。24 小时内采集血标本 3 次，并在不同部位采集可提高血培养的阳性率。

3.影像学检查　影像学检查是诊断肺炎的重要指标，也是判断重症肺炎的重要指标之一。肺炎的影像学表现：片状、斑片状浸润性阴影或间质性改变，伴或不伴胸腔积液。影像学出现多叶或双肺改变，或入院 48h 内病变扩大≥50％，提示为重症肺炎。由于表现具有多样性，特异性较差。但影像改变仍对相关病原菌具有一定的提示意义。

4.血气分析　肺炎时由于发热、胸痛或患者焦虑可出现呼吸次数加快,患者可出现呼吸性碱中毒,$PaCO_2$ 降低。重症肺炎时由于通气-血流比例失调、肺内分流增加、弥散功能异常等可出现严重的低氧血症,PaO_2 小于 60mmHg,出现 Ⅰ 型呼吸衰竭。痰液过多致气道堵塞、呼吸浅慢或停止。以往有 COPD 时可表现为 Ⅱ 型呼吸衰竭,PaO_2 降低,小于 60mmHg,并伴有 $PaCO_2>50mmHg$。

5.其他检查　可有血沉增快、C-反应蛋白升高、血清碱性磷酸酶积分改变等,提示细菌感染的变化。肾功能不全时可有尿改变及血清尿素氮、肌酐升高,尿量<20ml/h(或<80ml/4h),血清肌酐>177μmol/L(2mg/dl),BUN>20mg/dL,可提示为重症肺炎。另外也可有肝功能异常。由于患者进食差、消耗增加,常可有低蛋白血症存在。心肌损害可有心肌酶的增高及心电图的改变。

(三)鉴别诊断

重症肺炎可以表现不典型,而许多其他疾病的表现可类似典型肺炎,鉴别诊断具有重要意义。

1.表现不典型的重症肺炎的鉴别

(1)脑炎或脑膜炎等:老年人的重症肺炎可无典型的肺炎表现,可无咳嗽,甚至无发热,仅表现为意识障碍,如谵妄、淡漠或昏迷,易被误诊为脑炎或脑膜脑炎。胸片应作为常规检查,以明确是否是肺炎、是否有肺部并发症。早期的粟粒性肺结核、部分卡氏肺孢子虫肺炎胸片可正常,应提高警惕,仔细排除。脑 CT、脑脊液检查也是必需的,如出现异常则支持脑炎、脑膜炎的诊断。但结核性脑膜炎常有肺结核存在,脑隐球菌感染常有肺部隐球菌感染,应引起注意。患者有头痛、呕吐时也可误诊为脑血管病,脑 CT 检查可助鉴别。

(2)急腹症:肺炎累及膈胸膜可引起上腹痛,易被误诊为急性胆囊炎、急性胰腺炎、消化性溃疡等。病情重时才就诊检查可出现淀粉酶升高、肝功损害、黄疸、麻痹性肠梗阻等,使鉴别更困难。对于多系统损害患者应警惕重症肺炎,胸片检查必不可少。

2.同肺炎表现相似的疾病的鉴别

(1)肺栓塞:有发热的肺栓塞因有胸痛、多发肺部阴影、呼吸困难、低氧血症、白细胞增高等很容易误诊为重症肺炎。诊断要点在于对有肺栓塞高危因素的患者提高警惕,对有下肢深静脉血栓形成、卧床、手术后患者应行心脏超声肺动脉压估测、CT 肺动脉造影、肺通气-灌注扫描等明确诊断。

(2)风湿性疾病引起的肺病变:如皮肌炎、系统性红斑狼疮(SLE)、类风湿性关节炎、血管炎等,有时全身表现不明显,影像表现同肺炎不能区别。有关抗体检测或组织活检病理有助于鉴别。

（3）肿瘤：肺肿瘤、淋巴瘤、白血病肺浸润等都可表现为发热、肺浸润影，必要时行病理、骨髓细胞学等检查。

（4）过敏性肺炎：急性患者在吸入大量抗原4～12小时后出现胸闷、呼吸困难和干咳，并伴有发热、寒战、乏力、头痛和躯体痛等全身症状。双肺可闻及湿啰音，部分可有哮鸣音和发绀。双肺小结节影或者斑片状浸润影。血气分析可有低氧血症。吸入激发试验有助诊断。抗原接触史对诊断具有重要意义。

（四）中医辨证要点

1.辨虚实　疾病的早期和极期，仍以实证为多见，常见壮热、咳喘声粗、痰黄黏稠、胸闷、烦躁、小便短赤、舌苔厚、脉浮或有力等表现；而本病后期或者年老体弱者可以虚证为主要表现，常见低热、咳痰无力、体倦乏力、舌质淡、脉无力等症。

2.辨邪之性质　热邪为主多见发热、痰色黄、舌红、苔黄、脉数等，痰邪为主则见痰多、胸闷、舌苔腻、脉弦或滑等，瘀邪为主则常见胸痛或腹痛、唇甲发绀、舌质暗或有瘀斑、脉涩或结等。

本病辨治须分清主要矛盾是邪实抑或是正虚，结合邪的不同性质和分型施治。

五、急救处理

（一）西医急救治疗

重症肺炎的治疗包括抗菌药物治疗、呼吸支持、营养支持、加强痰液引流，以及免疫调节、防治多器官系统功能衰竭等。重症肺炎易出现多器官系统功能衰竭，有效的抗生素初始治疗是治疗的核心，可预防出现多器官系统功能衰竭。

1.抗生素的治疗

（1）社区获得性肺炎的抗生素治疗：第一次抗生素应在急诊科留取细菌培养标本后尽早给予。早期经验性抗生素治疗方案必须根据总的流行病学类型来制订，即基本的抗生素的初始方案应该根据具体患者的风险因素来进行调整，然后再根据微生物学调查结果调整。在肺炎链球菌的耐药率低（<5％）的地区，常规抗生素治疗应包括以下联合治疗：二代头孢菌素（如头孢呋辛）或氨基青霉素加β内酰胺酶抑制剂加红霉素，或者选用三代头孢菌素（如头孢噻肟或头孢三嗪）。当有特殊合并情况时，这种抗生素的基本方案应做相应调整：①对于存在肺脏合并症，如COPD或支气管扩张的患者，治疗中应包括GNEB或铜绿假单胞菌。四代头孢菌素如头孢吡肟和头孢匹罗可以覆盖这些病原体，也能覆盖青霉素耐药性肺炎链球菌，而且联合用红霉素是这种情况下的合理选择。如果高度怀疑铜绿假单胞菌感

染,应考虑给予抗假单胞菌的联合治疗,如β内酰胺类(头孢他定、头孢吡肟、亚胺培南)和加氨基糖苷类(最好是妥布霉素或阿米卡星)加红霉素或用一种β内酰胺类加环丙沙星(或曲伐沙星)。②对于长期卧床患者,存在吸入性肺炎的风险,尤其是神经系统病变的患者,抗生素治疗应覆盖金黄色葡萄球菌和厌氧菌。此时不应选用二代头孢菌素,而应选择氨基青霉素加β内酰胺酶抑制剂或克林霉素。另外亚胺培南也有效。③当存在特殊病原体的风险因素时,也应考虑修改抗生素的基本方案:先前的抗生素治疗超过48小时,应考虑GNEB感染。对于从护理院收入的老年患者,治疗也应覆盖GNEB。应选择三代头孢菌素,而不是二代头孢菌素。尤其是在青霉素和头孢菌素耐药率高的地区更是如此。另外,四代头孢菌素也是不错的选择。在军团菌发病率高的地区,应考虑加用利福平。在冬春季节,当由流感病毒引起的肺炎多发时,应考虑到金黄色葡萄球菌感染,因此应使用二代头孢菌素或氯唑西林。④如果已知当地的微生物类型和易感性,应根据这些类型另外调整抗生素用药。2007年ATS对需ICU住院的CAP患者的治疗提出了建议:①一种β内酰胺类(头孢噻肟,头孢曲松,或氨苄西林、舒巴坦)加阿奇霉素或一种氟喹诺酮。对青霉素过敏的患者,推荐氟喹诺酮类和氨曲南。②对假单胞菌感染,用一种抗球菌、抗假单胞菌β-内酰胺类(哌拉西林-他唑巴坦,头孢吡肟,亚胺培南,或美罗培南)加环丙沙星或左氧氟沙星(750mg/d),或以上的β-内酰胺类加氨基糖苷类和阿奇霉素,或以上的β-内酰胺类加一种氨基糖苷类和抗肺炎球菌的氟喹诺酮类。对青霉素过敏的患者,可用氨曲南替换以上的β-内酰胺类。③如果考虑CA-MRSA,加万古霉素或利奈唑烷。

(2)医院获得性肺炎的抗生素治疗:初始经验性治疗要根据HAP患者的分组来选择抗生素,一组为住院后早发的、没有MDR病原体感染危险因素者,其可能的病原体包括肺炎链球菌、流感嗜血杆菌、甲氧西林敏感金黄色葡萄球菌(MSSA)、敏感的肠杆菌科阴性杆菌(大肠杆菌、肺炎克雷伯杆菌、变形杆菌和沙雷杆菌),可分别选用头孢曲松、左氧氟沙星(或莫西沙星、环丙沙星)、氨苄西林-舒巴坦、艾他培南治疗。另一组则为晚发的、有MDR感染的危险因素者,其可能病原体包括PA、产超广谱β内酰胺酶(ESBLs)的肺炎克雷伯杆菌、不动杆菌属、MRSA、军团菌。如怀疑为前三者,可选用具有抗绿脓活性的头孢菌素(头孢吡肟、头孢他啶),或具有抗绿脓活性的碳青霉烯类(亚胺培南或美洛培南),或β-内酰胺类/β-内酰胺酶抑制剂(哌拉西林/他唑巴坦)加具有抗绿脓活性的氟喹诺酮类(环丙沙星或左氧沙星),或氨基糖甙类(丁胺卡那霉素、庆大霉素、妥布霉素)联合治疗;后两者可分别选用利奈唑烷或万古霉素、大环内酯类或氟喹诺酮类治疗。重度

HAP常见病原体包括铜绿假单胞菌、不动杆菌、肺炎克雷伯杆菌、肠杆菌科细菌和MRSA。怀疑这些病原体感染者,在初始治疗时应联合用药,具体使用哪一种抗生素应依据当地或本单位的抗生素敏感性情况、药物的副作用、患者过去两周内用药情况等因素综合考虑,尽量不选择已经使用过的抗生素。治疗中要尽可能增加对不同病原体的覆盖,联合应用碳青霉烯类、阿米卡星和万古霉素是覆盖面最广的用药方案。如果要覆盖ICU内引起呼吸机相关性肺炎(VAP)最常见的两种病原体PA和MRSA,需联合应用万古霉素、一种碳青霉烯类和一种氟喹诺酮类,这种方案可覆盖90%以上的病原体。如果患者是在应用抗生素治疗其他部位感染期间发生了HAP,经验性选药应选择另一种不同类型的抗生素。

(3)对抗生素疗效的评估和处理:如果微生物培养结果证实为耐药菌或是没有预计到的病原体感染,并且患者对治疗没有反应,则应对已选择的抗生素进行调整。如果培养结果与预计的MDR病原体不符,也不是铜绿假单胞菌或不动杆菌感染,或细菌对更窄谱抗生素敏感,则应降阶梯或选用窄谱抗生素治疗。初始治疗有效时,通常在治疗48~72h后临床有改善,不应调整用药。如治疗没有反应,且病情恶化较快,则要调整抗生素,增加对病原体的覆盖面,等待培养结果和其他诊断数据。治疗3天后临床情况没有改善,可认为治疗无效,应对病情重新评估:对病原体的估计是否错误,是否系耐药病原体,诊断是否有误,是否为非感染因素所致,有无肺外感染的证据(肺不张、肺栓塞、ARDS、肺出血症、基础疾病、肿瘤),是否出现了并发症(肺脓肿、机会菌感染,药物热等)。影像学检查有助于发现治疗失败的原因,侧卧位X线胸片、超声、肺CT能发现可能的胸腔积液,除外肺脓肿等。对于低血压、需液体复苏的重症CAP患者需要警惕隐性肾上腺功能不全。

2.机械通气　机械通气用于治疗严重低氧血症通过吸氧不能改善者。在需要机械通气的重症肺炎中,严重低氧血症的主要病理生理机制是存在肺内分流和通气-血流比例失调,通气-血流比值降低。轻到中度肺炎的患者分流量达到心输出量的10%以上,低通气-血流比值的区域达到血流量的10%以上。需要机械通气的患者,肺内分流量和低通气-血流比值的区域都达到心输出量的50%。死腔增加到肺泡通气量的60%。平均肺动脉压可能有轻到中度增高(35mmHg)。这些气体交换障碍,部分原因是精氨酸等舒血管性代谢产物的释放,部分抵消了缺氧性肺血管的收缩。对不需要立即插管的低氧血症或呼吸窘迫患者,可试用NIV(无创通气)。在COPD患者可减少25%的插管需要。咳痰无力、痰多限制了NIV的应用。在最初的1~2小时内,如呼吸次数、氧合指数未改善,PaCO$_2$未下降,需及时改用有创通气。对需要插管的患者,延长NIV时间会增加不良结局。NIV对

ARDS没有益处,而双肺肺泡浸润的CAP患者与ARDS几乎不能鉴别。对于有严重低氧血症的患者(PaO_2/FiO_2<150)也不适合NIV。因此,对PaO_2/FiO_2<150、双肺肺泡浸润患者应及时插管,行有创通气。对双侧弥漫性肺炎和ARDS患者应低潮气量通气(6ml/kg理想体重)。经供氧和机械通气仍难以缓解的严重或难治的低氧血症,根据病变部位选择不同体位进行通气。对于单侧肺炎,调整患者体位到"健侧肺向下",通过使通气好的区域增加血流量,可以使PaO_2平均增加10～15mmHg。同样的道理,对于病变主要位于双肺背部的患者可进行俯卧位通气。

3.抗炎药物　给予抗炎药物,环氧合酶抑制剂,如阿司匹林和消炎痛,可以逆转对缺氧性肺血管收缩的部分抵消作用。接受消炎痛治疗后,有一半患者的PaO_2明显改善,但也有研究显示阿司匹林可以轻度改善肺内分流,而动脉氧合作用没有明显变化。因此这类抗炎药物改善低氧血症的作用仍无定论。

4.前列腺素雾化吸入　低剂量的前列腺素雾化吸入,可以允许肺内通气-血流比值正常的肺泡区的血管舒张,可以减少肺内分流和肺动脉高压,而不会引起心输出量的变化,因此,可以使PaO_2平均增加20mmHg。

5.一氧化氮(NO)　主要在成人呼吸窘迫的患者中研究了吸入少量NO的作用。吸入少量NO可引起选择性的肺动脉血管扩张,并通过减少肺内分流,改善动脉氧合作用。在一项对单侧重症肺炎的初步研究中,NO表现出良好效果,使PaO_2平均增加20mmHg。但不论是雾化前列腺素还是雾化NO,都需要研究更多的例数、远期效应以及这种方法对重症肺炎结局的影响。

6.免疫调节[粒细胞集落刺激因子(G-CSF)]　这种治疗的原理是通过增强多形核白细胞的肺内趋化以及其对细菌病原体的杀菌活性,调节免疫反应。用G-CSF治疗重症肺炎和败血症,在降低死亡率和器官衰竭发生率方面都有良好效果趋势。在最近一项关于中性粒细胞减少重症肺炎患者的单相研究中发现,当用G-CSF 75～600μg/d的剂量,联合适当的抗生素治疗时,G-CSF治疗是安全的。

7.重组活化蛋白C(rhAPC)　对于死亡危险性高的患者(APACHEⅡ≥25分、感染导致多器官功能衰竭、感染性休克、感染导致的急性呼吸窘迫综合征)推荐使用,出血性疾病不是使用rhAPC的绝对禁忌证。治疗费用高使其应用受到了一定的限制。

8.感染性休克的治疗　补充血容量,以维持收缩压90～100mmHg,脉压大于30mmHg,尿量大于30ml/h,中心静脉压4.4～7.4mmHg;应用血管活性药物,如多巴胺、间羟胺、去甲肾上腺素和山莨菪碱;应用糖皮质激素,在病情重、经补液升压药治疗血压不恢复时,可在应用抗生素的基础上使用氢化可的松100～200mg

或地塞米松 5～10mg 静滴,病情好转后停药;纠正水、电解质和酸碱平衡紊乱;纠正心力衰竭。

六、中医治疗

(一)治疗原则

本病应辨病情缓急,病情平缓者当以清热化痰,益气养阴为治疗原则,病情危重、阳气不固、正气欲脱者,则当以回阳救逆为治疗原则。

(二)辨证论治

1.风热犯肺证

主要证候:身热较重,微恶风,汗泄不畅,头胀痛,面赤,咳嗽,痰黏或黄,咽燥,鼻塞,流黄浊涕,口干欲饮,舌苔薄白微黄,舌边尖红,脉浮数。

治法:辛凉解表。

方药:银翘散加减。若风热上壅,头胀痛较甚,加桑叶、菊花;痰阻于肺,咳嗽痰多,加贝母、前胡、杏仁;痰热较盛,咳痰黄稠,加黄芩、知母、瓜蒌皮;气分热盛,身热较著,恶风不显,口渴多饮,尿黄,加石膏、鸭跖草;热毒壅阻咽喉,乳蛾红肿疼痛,加一枝黄花、土牛膝、玄参;若肺热素盛,风寒外束,热为寒遏,烦热恶寒,少汗,咳嗽气急,痰稠,声哑,可加用石膏、麻黄;风热化燥伤津,或秋令感受温燥之邪,伴有呛咳痰少,口、咽、唇、鼻干燥,苔薄舌红少津等燥象者,可酌配南沙参、天花粉、梨皮,不宜再伍辛温之品。中成药可选疏风解毒胶囊、柴芩清宁胶囊。

2.痰热壅肺证

主要证候:发热,咳嗽,痰多,气促,口渴,烦躁,小便短赤,大便秘结。舌红苔黄腻,脉弦滑数。

治法:清热化痰,宣肺平喘。

方药:麻杏石甘汤合千金苇茎汤加减。痰热壅盛,腑气不通,胸满咳逆,痰涌,便秘,配葶苈子、大黄、玄明粉;痰热伤津,口干,舌红少津,配北沙参、天冬、天花粉。高热神昏者加安宫牛黄丸 1 粒冲服。中成药可选疏风解毒胶囊、柴芩清宁胶囊。

3.气阴两虚证

主要证候:干咳,咳声短促,或痰中带血丝,或声音逐渐嘶哑,口干咽燥,或午后潮热,颧红,盗汗,口干,日渐消瘦,神疲,舌质红,少苔,脉细数。

治法:滋阴润肺,化痰止咳。

方药:麦冬汤合泻白散加减。肺气不敛,咳而气促,加五味子、诃子;阴虚潮热,酌加功劳叶、银柴胡、青蒿、鳖甲、胡黄连;肺热灼津,咳吐黄痰,加海蛤粉、知母、黄芩;热伤血络,痰中带血,加牡丹皮、山栀、藕节。

4.邪陷正脱证

主要证候:喘息鼻煽,张口抬肩,气短息促,烦躁,昏蒙,面青,四肢厥冷,汗出如油,脉细数不清,或浮大无根,舌质青暗,苔腻或滑。

治法:补肺纳肾,扶正固脱。

方药:回阳急救汤、生脉饮加减。阳虚甚,气息微弱,汗出肢冷,舌淡,脉沉细加肉桂、干姜;气息急促,心烦内热,汗出黏手,口干舌红,脉沉细数加生地黄、玉竹,人参改用西洋参。临床上可用参附注射液、参麦注射液静脉推注。

(三)针灸治疗

1.风热犯肺证

取穴:风池、大椎、尺泽、外关、合谷。头胀痛者加百会、太阳穴。

针刺手法:泻法,留针 15～20 分钟。配合大椎穴刺络拔罐以清泻热邪;咽痛咽痒者点刺放血少商、商阳穴清热利咽。

2.痰热壅肺证

取穴:定喘、肺俞、中府、列缺、曲池、丰隆、大肠俞。

针刺手法:泻法,留针 20～30 分钟。配合曲池、大椎、肺俞刺络拔罐以清泻痰热。

3.气阴两虚证

取穴:定喘、肺俞、膏肓、肾俞、太溪、照海、列缺。

针刺手法:平补平泻,留针 20～30 分钟。痰中带血加孔最清肺止血。

4.邪陷正脱证

取穴:百会、中府、膻中、太渊、中脘、气海、关元、足三里、三阴交、太冲。

针刺手法:补法,留针 20～30 分钟。重灸神阙、气海、关元、百会、足三里穴。

第二节 重症哮喘

哮喘病急性发作期按病情分为轻度、中度、重度和危重型哮喘。重症哮喘包括重度和危重型哮喘。重症哮喘发作持续 24 小时以上,常规疗法不能缓解,称哮喘持续状态。

祖国医学无重度哮喘病名,但其症状体征与哮病、喘脱类似。《内经》在许多篇章里都有关哮病症状、病因病机的记载。如《素问·阴阳别论》所说之"阴争于内,阳扰于外,魄汗未藏,四逆而起,起则熏肺,使人喘鸣"即包括哮病症状在内。

《金匮要略》将本病称为"上气"，不仅具体描述了本病发作时的典型症状，提出了治疗方药，而且从病理上将其归属于痰饮病中的"伏饮"。《诸病源候论》称本病为"呷嗽"，明确指出本病病理为"痰气相击，随嗽动息，呼呷有声"，治疗"应加消痰破饮之药"。元·朱丹溪首创哮喘病名，在《丹溪心法》一书中作为专篇论述，并认为"哮喘必用薄滋味，专主于痰"，提出"未发以扶正气为主，既发以攻邪气为急"的治疗原则。明·虞抟《医学正传》则进一步对哮与喘做了明确的区别，指出"哮以声响言，喘以气息言"。严重者可由喘致脱，出现喘脱之危重证候。

一、病因与发病机制

1.**遗传因素**　哮喘是一种多基因遗传相关疾病。有研究显示某些受体如 IL-4，以及 IL-4 受体相关基因突变与肺功能的丧失有关，与哮喘发作具体关系尚处于研究阶段。

2.**过敏源接触**　过敏源是哮喘发作主要诱发因素之一。吸入性过敏原或其他致敏因子持续存在，使机体持续发生抗原抗体反应，导致支气管平滑肌持续痉挛和气道黏膜的变态反应性炎症及水肿，致使气道阻塞不能缓解。

3.**药物因素**　药物使用不当，尤其是激素使用不当是导致哮喘发作的常见原因。哮喘患者长期使用糖皮质激素治疗，当激素突然不适当地减量或停用，会造成患者体内激素水平突然降低，极易导致哮喘恶化，且对支气管扩张剂的反应不良。β2 受体激动剂使用过量以及错误地使用 β 受体阻滞剂等均可导致病情恶化。对患者的病情估计不足，处理不力或不及时，轻中度哮喘可能发展为重症哮喘。

4.**感染诱发**　呼吸道感染是导致哮喘急性发作的主要原因。病毒感染特别是呼吸道合胞病毒感染是诱导儿童哮喘急性发作的主要原因，而细菌、支原体、衣原体感染则是成人哮喘急性发作的主要原因。

5.**精神因素**　精神过度紧张、不安、焦虑和恐惧等因素均可导致哮喘的发作和恶化。精神因素通过神经肽的分泌等影响机体内环境稳定，从而导致哮喘加重。

6.**疾病继发性**　肺系常见病、多发病，如慢阻肺等，随着疾病的发展，会产生一些病理产物，致使酸碱失衡、电解质紊乱，其中哮喘急性发作时二氧化碳潴留和严重缺氧所致的呼吸性及代谢性酸中毒可加重支气管痉挛，且由于 pH 过低导致患者支气管平滑肌对支气管扩张剂的反应性降低，致使患者喘息等症状不能控制。如脱水、感染、发热等原因，造成气道分泌物黏稠难以咳出，甚至形成小气道黏液栓阻塞并发肺不张，从而加重病情。如发生气胸、纵隔气肿、肺不张等都可造成哮喘病情加重，经一般处理不能缓解。其他肺外因素如肥胖、胃食管反流疾病和过敏性鼻炎等也与哮喘的严重程度有关。

二、中医病因病机

哮病的发生为宿痰内伏于肺,每因外感、饮食、情志、劳倦等诱因而引触,以致痰阻气道,肺失肃降,肺气上逆,痰气搏击而发出痰鸣气喘声。

(一)病因

1.外邪侵袭　外感风寒或风热之邪,失于表散,邪蕴于肺,壅阻肺气,气不布津,聚液生痰。《临证指南医案·哮》说:"宿哮……沉痼之病……寒入背腧,内合肺系,宿邪阻气阻痰。"如吸入风媒花粉、烟尘、异味气体等,影响肺气的宣发,以致津液凝痰,亦为哮病的常见病因。

2.饮食不当　具有特异体质的人,常因饮食不当,误食自己不能食的食物,如海膻鱼蟹虾等发物,而致脾失健运,饮食不归正化,痰浊内生而病哮,故古有"食哮""鱼腥哮""卤哮""糖哮""醋哮"等名。

3.体虚及病后　有因体质不强、家族禀赋而病哮者,如《临证指南医案·哮》指出有"幼稚天哮"。部分哮病患者因幼年患麻疹、顿咳,或反复感冒,咳嗽日久等病,以致肺气亏虚,气不化津,痰饮内生;或病后阴虚火旺,热蒸液聚,痰热胶固而病哮。体质不强多以肾虚为主,而病后所致者多以肺脾虚为主。

(二)病机

哮病发作的基本病理变化为"伏痰"遇感引触,邪气触动停积之痰,痰随气升,气因痰阻,痰气壅塞于气道,气道狭窄挛急,通畅不利,肺气宣降失常而喘促,痰气相互搏击而致痰鸣有声。《证治汇补·哮病》说:"因内有壅塞之气,外有非时之感,膈有胶固之痰,三者相合,闭拒气道,搏击有声,发为哮病。"《医学实在易·哮证》也认为哮病的病机为邪气与伏痰"狼狈相因,窒塞关隘,不容呼吸,而呼吸正气,转触其痰,鼾駒有声"。由此可知,哮病发作时的病理环节为痰阻气闭,以邪实为主。由于病因不同,体质差异,又有寒哮、热哮之分。哮因寒诱发,素体阳虚,痰从寒化,属寒痰为患则发为寒哮;若因热邪诱发,素体阳盛,痰从热化,属痰热为患则发为热哮。或由痰热内郁,风寒外束,则为寒包火证。寒痰内郁化热,寒哮亦可转化为热哮。

若哮病反复发作,寒痰伤及脾肾之阳,痰热伤及肺肾之阴,则可从实转虚。于是,肺虚不能主气,气不布津,则痰浊内蕴,并因肺不主皮毛,卫外不固,而更易受外邪的侵袭诱发;脾虚不能转输水津上归于肺,反而积湿生痰;肾虚精气亏乏,摄纳失常,则阳虚水泛为痰,或阴虚虚火灼津生痰,因肺、脾、肾虚所生之痰上贮于肺,影响肺之宣发肃降功能。可见,哮病为本虚标实之病,标实为痰浊,本虚为肺、脾、肾虚。因痰浊而导致肺、脾、肾虚衰,肺、脾、肾虚衰又促使痰浊生成,使伏痰益固,且正虚降低了机体抗御诱因的能力。本虚与标实互为因果,相互影响,故本病难以速愈和根治。发作时以标实为主,表现为痰鸣气喘;在间歇期以肺、脾、肾等脏器虚弱之候为主,表现为短气、疲乏,常有轻度哮症。若哮病大发作,或发作呈持续状态,邪实与正虚错综并见,肺肾两虚而痰浊又复壅盛,严重者因不能治理调节心血的运行,命门之火不能上济于心,则心阳亦同时受累,甚至发生"喘脱"危候。

三、临床表现

1.患者休息状态下也存在呼吸困难,端坐呼吸或卧床;说话受限,只能说字,不能成句,常有烦躁、焦虑、发绀、大汗淋漓,呼吸急促,提示病情较重。

2.若患者不能讲话,嗜睡或意识模糊,呼吸浅快则提示病情危重。如果患者能够不费力地以整句形式说话,表明其呼吸困难不严重。

3.如果患者只能以单音节说话为重度呼吸困难;完全不能说话则为危重状态。

四、诊治要点

(一)西医诊断

1.**重度哮喘** 患者休息状态下也存在呼吸困难,端坐呼吸;说话受限,只能说字,不能成句。常有烦躁、焦虑、发绀、大汗淋漓。呼吸频率常>30 次/分,辅助呼吸肌参与呼吸运动。双肺满布响亮的哮鸣音,脉率>110 次/分。常有奇脉。使用 β_2 激动剂后 PEFR 或 FEV_1<50%正常预计值或本人平时最高值,或<100L/min,或疗效<2h。PEF 昼夜变异率>30%。吸入空气情况下,$PaCO_2$>45mmHg,PaO_2<50mmHg,SaO_2<91~92%,pH 降低。

2.**危重型哮喘** 除上述重度哮喘的表现外,患者常不能讲话,嗜睡或意识模糊,呼吸浅快,胸腹矛盾运动,三凹征,呼吸音减弱或消失(沉默肺),心动徐缓,动脉血气表现为严重低氧血症和呼吸性酸中毒,提示危险征兆,患者呼吸可能很快停止,于数分钟内死亡。原因可能为广泛痰栓阻塞气道,呼吸肌疲劳衰竭,或并发张力性气胸、纵隔气肿。总体上根据其临床特点,危重哮喘可分为两种基本类型。

(1)缓发持续型(致死哮喘Ⅰ型):此型多见于女性,占致死性哮喘的 80%~85%。患者症状控制不理想,常反复发作,或长时间处于哮喘持续状态不能缓解,常规治疗效果不佳,病情进行性加重,在几天甚至几周内恶化,以迟发性炎症反应为主,病理改变为气道上皮剥脱、黏膜水肿、肥厚,黏膜下嗜酸性粒细胞浸润,黏液栓堵塞。

(2)窤发急进型(致死哮喘Ⅱ型):此型较少见,主要发生在青壮年,尤其是男性患者。病情突然发作或加重,若治疗不及时,可于短时间内(几小时甚至几分钟内)迅速死亡,故也称之为急性窒息性哮喘。以速发性炎症反应为主,主要表现为严重气道痉挛,气道黏膜下病理变化以中性粒细胞浸润为主,而气道内无黏液栓。若治疗及时,病情可迅速缓解。

(二)分型

PEFR 和 FEV_1 的测定可较客观(但是用力依赖)地反映气流阻塞程度,虽然个别患者深吸气可加重支气管痉挛,甚至导致呼吸骤停,但总的来说是安全的。一般认为如 PEFR 或 FEV_1 小于患者最好状态的 $30\% \sim 50\%$,通常为 PEFR<$120L/min$ 和 FEV_1<$1L$ 则提示严重哮喘。PEFR 测定不仅可用于判断病情轻重,还可用于观察病情演变,以估计对治疗的反应。研究表明,初始治疗不能改善呼出气流则意味着病情严峻,定时观察 FEV_1 或 PEFR 是估计急性发作患者是否住院治疗的最佳指标。根据 PEFR 的变化规律,有学者将哮喘分为三种类型。

1.脆弱型　患者吸入支气管扩张剂时 PEFR 可有改善,但维持时间不长,这种患者病情不稳定,需要呼吸监测,病情不易控制,用药量也不易掌握,有突然死亡的危险。

2.不可逆型　PEFR 经常处于低水平,用支气管扩张剂后,PEFR 改善不明显,预后一般较差。

3.清晨下降型　白天 PFFR 近于正常水平,夜间至清晨 PEFR 显著下降,呈现明显的昼夜波动。对于有明显昼夜波动的患者应提高警惕,在致命性哮喘或猝死前 PEFR 常出现明显的昼夜波动,夜间到清晨 PEFR 显著下降,因此对于危重哮喘患者不仅要加强白天的观察护理,更重要的是加强夜间呼吸监护。

(三)中医辨证要点

哮病发作的基本病理变化为"伏痰"遇感引触,邪气触动停积之痰,痰随气升,气因痰阻,痰气壅塞于气道,气道狭窄挛急,通畅不利,肺气宣降失常而喘促,痰气相互搏击而致痰鸣有声。哮病发作时的病理环节为痰阻气闭,以邪实为主。由于病因不同,体质差异,又有寒哮、热哮之分。哮因寒诱发,素体阳虚,痰从寒化,属寒痰为患则发为冷哮;若因热邪诱发,素体阳盛,痰从热化,属痰热为患则发为热哮。或由痰热内郁,风寒外束,则为寒包火证。寒痰内郁化热,寒哮亦可转化为热哮。哮病为本虚标实之病,标实为痰浊,本虚为肺、脾、肾。因痰浊而导致肺、脾、肾虚衰;肺、脾、肾虚衰又促使痰浊生成,使伏痰益固,且正虚降低了机体抗御诱因的能力。本虚与标实互为因果,相互影响,故本病难以速愈和根治。发作时以标实为主,表现为痰鸣气喘;在间歇期以肺、脾、肾等脏器虚弱之候为主,表现为短气、疲乏,常有轻度哮症。若哮病大发作,或发作呈持续状态,邪实与正虚错综并见,肺肾两虚而痰浊又复壅盛,严重者因不能治理调节心血的运行,命门之火不能上济于心,则心阳亦同时受累,甚至发生"喘脱"危候。

五、急救处理

(一)西医急救处理

1.糖皮质激素

(1)局部糖皮质激素:如用布地奈德福莫特罗气雾剂,必要时口腔吸入,1~2喷/次,吸入糖皮质激素气雾剂后,应用清水漱口。如全身应用糖皮质激素,则应在停用全身激素后使用。

(2)全身糖皮质激素:开始时应用泼尼松1周左右,每日剂量为1~1.5mg/kg,早晨1次或分次服用。1周后逐渐减量,以至停用口服制剂,以吸入性糖皮质激素气雾剂维持。静脉滴注甲泼尼龙琥珀酸钠对症治疗。

2.β_2肾上腺素能受体激动剂

(1)吸入治疗:如用硫酸沙丁胺醇气雾剂,每日可用4~6次,每次1~2揿(100~200pg),吸入方法同上。

(2)雾化治疗:可选用硫酸沙丁胺醇混悬液2.5mg,高压泵氧化雾化,日2~3次;特布他林混悬液5mg,高压泵氧化雾化,日2~3次。

3.色甘酸钠气雾剂　每日4次,每次2揿,吸入方法同前。

4.茶碱缓释片　应用茶碱类药物,最好有血浆药浓度监测,以使血浆茶碱浓度为5~15μg/ml为宜。

5.细胞膜稳定剂　如用酮替芬,每次用0.5~1mg(3岁以下用0.5mg,3岁以上用1mg),每12小时用药1次。

6.呼吸机辅助呼吸　对于通气功能严重受限,或CO_2气体潴留大于60mmHg,或PO_2低于35mmHg,或指脉氧监测低于50%,或呼吸频率大于30次/分钟,出现其中一项或多项时,可给予呼吸机辅助呼吸,根据患者实际情况选择无创呼吸机或有创呼吸机。

（二）中医急救处理

1.针灸

取穴:肺俞、膻中、大椎、足三里、定喘、丰隆等。

操作:实证采取泻法,虚症采取补法,每天 1～2 次。可加用艾灸,留针约 20 分钟。

2.艾灸

取穴:实证、痰热证取定喘、肺俞、丰隆;虚证、寒证取肺俞、肾俞、天突、关元、气海、膏肓。

操作:将艾条点燃,置于穴位上方,雀啄灸,每日 1 次,每次 30 分钟,方便安全。

六、中医治疗

（一）治疗原则

按照急则治其标,缓则治其本的治疗原则。根据本虚标实的疾病性质,给予祛邪、扶正对症治疗。实证患者,给予温肺化痰、涤痰降逆、化痰降逆平喘、清热化痰平喘、温阳利水益气、醒脑开窍安神等,并辅以回阳救逆、救阴回阳等治法。

（二）辨证论治

1.寒哮证

主要证候:呼吸急促,喉中哮鸣有声,胸膈满闷如窒,咳不甚,痰少咳吐不爽,白色黏痰,口不渴,或渴喜热饮,天冷或遇寒而发,形寒怕冷,或有恶寒、喷嚏、流涕等表寒证,舌苔白滑,脉弦紧或浮紧。

治法:温肺散寒,化痰平喘。

方药:射干麻黄汤加减。兼痰涌喘逆不能平卧者,加葶苈子、紫苏子、杏仁;兼表寒里饮,寒象较甚者,可用小青龙汤。

2.热哮证

主要证候:气粗息涌,喉中痰鸣如吼,胸高胁胀,张口抬肩,咳呛阵作,咳痰色黄或白,黏浊稠厚,排吐不利,烦闷不安,汗出,面赤,口苦,口渴喜饮,舌质红,苔黄腻,脉弦数或滑数。

治法:清热宣肺,化痰定喘。

方药:定喘汤加减。兼痰稠胶黏,酌加知母、浙贝母、海蛤粉、瓜蒌、胆南星之类;兼气息喘促,加葶苈子、地龙;兼内热壅盛,加石膏、金银花、鱼腥草;兼大便秘结,加大黄、芒硝;兼表寒里热,加桂枝、生姜;兼病久热盛伤阴,痰热不净,虚实夹杂,气急难续,咳呛痰少质黏,口燥咽干,烦热颧红,舌红少苔,脉细数者,可用麦门冬汤;偏于肺阴不足者,酌加沙参、冬虫夏草、五味子、川贝母。

3.寒包热哮证

主要证候:喉中鸣息有声,胸膈烦闷,呼吸急促,喘咳气逆,咳痰不爽,痰黏色黄,或黄白相兼,烦躁,发热,畏寒,无汗,身痛,口干欲饮,大便偏干,舌苔白腻罩黄,舌边尖红,脉弦紧。

治法:解表散寒,清热化痰。

方药:小青龙加石膏汤加减。兼表寒重者,加用细辛;若喘哮痰鸣气逆者,加用白芥子、紫苏子、浙贝母;若热重者,加用黄芩、瓜蒌等。

4.风痰哮证

主要证候:喉中痰涎壅盛,声如拽锯,或鸣声如吹笛,喘急胸满,但坐不得卧,咳痰黏腻难出,或为白色泡沫痰,无明显寒热倾向,面色青暗,起病多急,发作前有鼻、咽、眼、耳发痒,喷嚏,鼻塞,流涕,胸部憋闷,发作迅速,舌苔厚浊,脉滑实。

治法:祛风涤痰,降气平喘。

方药:三子养亲汤加减。若喘较甚加用麻黄、僵蚕、地龙、厚朴、半夏、陈皮,另吞皂荚丸,必要时可加大黄、芒硝。

5.虚哮证

主要证候:喉中哮鸣如鼾,声低,气短息促,动则喘甚,发作频繁,甚则持续喘哮,口唇爪甲青紫,咳痰无力,痰涎清稀或质黏起沫,面色苍白或颧红唇紫,口不渴或咽干口渴,形寒肢冷或烦热,舌质淡或偏红,脉沉细数。

治法:补肺纳肾,降气化痰。

方药:平喘固本汤。若久病阳虚,发作频繁,发时喉中痰鸣如鼾,声低,气短不足以息,咳痰清稀,面色苍白,汗出肢冷,舌淡苔白,脉沉细者,用苏子降气汤,酌配黄芪、山茱萸、紫石英、沉香、诃子之类;阳虚者,伍以附子、补骨脂、钟乳石等。

6.喘脱证

主要证候:张口抬肩,鼻煽气促,面青,汗出,肢冷,脉浮大无根。

治法:回阳固脱。

方药:黑锡丹、参脉饮、参附注射液。若喘急、烦躁不安,汗出肢冷,舌质暗紫,脉细弱,吞服黑锡丹;若阳虚甚者,气息微弱,汗出肢冷,舌淡,脉沉细,口服大剂参附汤或参附注射液。

第三节　肺栓塞

肺栓塞(PE)是指内源性或外源性栓子阻塞肺动脉引起肺循环障碍的临床和病理生理综合征,包括肺血栓栓塞症、脂肪栓塞综合征、羊水栓塞、空气栓塞、肿瘤栓塞等,其中肺血栓栓塞症(PTE)是最常见的肺栓塞类型,通常所称的肺栓塞即指肺血栓栓塞症,其血栓来源主要是深静脉血栓(DVT)。PTE与DVT是同一种疾病病程中两个不同阶段的临床表现,统称为静脉血栓栓塞症(VTE)。我国缺乏肺栓塞准确的流行病学资料,但随着临床医师诊断意识的提高和诊断方法的普及,以往认为是少见病的肺栓塞已成为我国常见的心血管系统疾病之一。

肺栓塞在中医学中没有特定对应的病名,在中医学数千年的发展历程中,逐渐出现了类似于肺栓塞症状的描述,历代医家根据肺栓塞的症状进行归纳和分析,逐渐将肺栓塞归于胸痹、胸痛、厥证、喘证、痰饮、肺胀、血证(咯血)等范畴。脉痹最初见于《黄帝内经》,主要描述的是下肢血管闭塞性的疾病,并衍生为血管脉络痹阻性疾病,后来也证实肺血栓栓塞症与下肢深静脉血栓形成同根同源的关系,为应用活血化瘀药物治疗该疾病提供了依据。

以呼吸困难、气促等为主要症状者可归于喘证或肺胀范畴;以晕厥为主要症状者可归于厥证范畴;以胸痛、心悸等为主要症状者可归于胸痹、胸痛、心悸范畴;以咯血为主要症状者可归于血证(咯血)范畴。以咳痰为主要症状者,可归于痰饮、支饮范畴。从病因来看,肺栓塞是直接由瘀血所致的病种,因而肺栓塞又属于脉痹或血痹的范畴。

一、病因与发病机制

(一)病因

引起肺栓塞的病因包括原发性和继发性危险因素;前者指先天性高凝状态或易栓症倾向如先天性抗凝血酶Ⅲ缺乏、蛋白C缺乏、蛋白S缺乏等,后者常继发于其他疾病或病理状态,是肺栓塞的主要病因。根据引起肺栓塞的不同危险程度可将病因分为三类:①高危,下肢骨折、髋或膝关节置换术、严重创伤、脊髓损伤、既往VTE、3个月内发生过心肌梗死;②中危,输血、深静脉置管、慢性心力衰竭或呼吸衰竭、感染、恶性肿瘤、口服避孕药、卒中瘫痪、产后、浅静脉血栓、血栓形成倾向;③低危,卧床＞3天、糖尿病、高血压、长时间坐位、高龄、肥胖、妊娠、静脉曲张等。

（二）发病机制

静脉损伤,血流缓慢和血液高凝状态是深静脉血栓形成的三大因素。血栓脱落可导致急性肺动脉管腔阻塞,肺循环阻力增加,肺动脉压力增高,直接影响肺循环功能,进而引起体循环血流动力学和呼吸功能障碍。当肺血管床面积减少30%～40%时,肺动脉平均压可达30mmHg以上,右室平均压可升高;肺血管床面积减少40%～50%时,肺动脉平均压可达40mmHg,右室充盈压升高,心指数下降;肺血管床面积减少50%～70%可出现持续性肺动脉高压;肺血管床面积减少>85%可导致猝死。另外,急性肺动脉阻塞通过心脏和肺的神经反射因素、体液因素等导致多器官的功能和代谢变化。

二、中医病因病机

（一）病因

1.情志失调,气机失和,脏腑功能紊乱,瘀血痰浊停阻肺脉。

2.素体虚损,禀赋不足,或年老体衰,气虚血行不畅,劳倦内伤,脏腑失调,气血阴阳不足,脉络失养者易发本病;久卧、久坐、产后、腹部或盆腔手术、外伤制动后,气血运行滞缓而致病。

3.饮食不节,过食肥甘,或嗜烟过酒,易助生湿热,酿生痰浊,阻于肺脏,易发肺病。

4.外邪侵袭以阴邪为主,寒主收引,可致肺阳抑遏,血行瘀滞。

（二）病机

肺栓塞的病机为本虚标实,虚实夹杂。发作期以标实为主,缓解期以本虚为主。病机与深静脉瘀血有关,各种病因引起的气血运行滞缓,以致瘀血阻于络道,脉络滞塞不通,"不通则痛",病邪郁阻肺之经络,营血回流受阻溢于脉外,瘀、毒、痰等互结于下肢,延及络脉,气血痹阻而发病。瘀、毒、痰等浊气上逆,痹阻心脉而见胸痛胸痹;肺络受损,肺气不降而见喘促,甚则咯血;气机逆乱,升降失常,阴阳气不相顺接而致厥证;或因气机闭塞,阳气暴脱于外,而致阳脱证。

三、临床表现

肺栓塞缺乏特异性的临床症状和体征,传统意义的肺栓塞三联征——胸痛、咯血和呼吸困难临床并不常见,根据肺栓塞的病理生理特点,可将临床症状和体征分为三类。

1.呼吸系统症状和体征　多数肺栓塞会出现胸闷、气喘、呼吸困难,部分患者因胸痛、咳嗽就诊。呼吸系统的体征较少出现,可出现呼吸频率增快、肺细湿啰音、哮鸣音等,重症患者可出现严重的低氧血症,表现为发绀。

2.循环系统症状和体征　主要与栓塞引起的急性肺动脉高压和右心功能不全有关,可出现心悸、咯血、晕厥等症状,低血压和休克提示病情危重。查体可在肺动脉瓣区闻及第2心音亢进或分裂,三尖瓣区可闻及收缩期杂音,甚至出现肝脏增大、肝颈静脉反流征和下肢水肿等右心衰竭的体征。

3.深静脉血栓症状和体征　单侧肢体肿胀、疼痛或伴有静脉曲张等应高度怀疑VTE,查体可发现一侧大腿或小腿周径较对侧增加超过1cm。

肺栓塞的临床表现取决于栓子的大小、数量、栓塞的部位及患者是否存在心、肺等器官的基础疾病。轻症患者可无任何症状,在诊断其他疾病或者尸检时意外发现,重症患者可表现为急性肺动脉高压、低血压、休克,甚至猝死。

四、诊治要点

(一)辅助检查

1.实验室检查

(1)动脉血气分析:常表现为低氧血症、低碳酸血症、肺泡-动脉血氧分压差增大,轻症患者的血气分析结果可正常。

(2)血浆D-二聚体(D-dimer):是交联纤维蛋白特异性的降解产物,含量增高提示体内呈高凝状态及微血栓形成。采用ELISA检测法,以$500\mu g/L$为临界值,诊断肺栓塞的敏感性达$92\%\sim100\%$,但其特异性较低,仅为$40\%\sim43\%$。PTE时,血浆D-dimer$>500\mu g/L$,但手术、外伤、肿瘤及肺部感染时也可导致含量增高。若血浆D-dimer$<500\mu g/L$,PTE阴性预计值为95%。D-二聚体在年龄>50岁的人群中,需进行年龄矫正:采用年龄$\times10$为节点值。D-二聚体对肺栓塞并无确诊价值,但其在肺栓塞诊断流程中有重要意义:临床低度疑似肺栓塞的患者,D-二聚体水平阴性可除外肺栓塞;中度疑似肺栓塞患者,D-二聚体阴性仍需进一步检查;高度疑似肺栓塞的患者不主张进行D-二聚体检测,应直接行确诊性检查。故而D-二聚体阴性对于肺栓塞诊断的排除意义更大。

(3)肌钙蛋白Ⅰ、肌钙蛋白T和脑利钠肽:增高可见于肺栓塞伴有心肌损害和心功能不全的患者。

2.心电图　肺栓塞患者心电图改变的病理生理基础是肺栓塞引起的肺动脉高压及右室负荷增加,包括SⅠQⅢTⅢ征、右束支传导阻滞、肺性P波、T波倒置和电轴右偏,多见于重症肺栓塞患者,轻症可以仅表现为窦性心动过速,需动态监测患者心电图变化。

3.超声心动图 提示肺栓塞诊断的直接征象为发现肺动脉近端或右心腔血栓,提示右心负荷过重的间接征象包括肺动脉干增宽、右心室和(或)右心房扩大、右心室壁局部运动幅度降低,三尖瓣反流速度增快等。超声心动图在提示肺栓塞诊断和除外其他心血管疾病方面有重要价值。

4.胸部 X 线平片 可出现肺纹理变细、稀疏,肺野透亮度增加,肺动脉段突出或瘤样扩张,右下肺动脉干增宽或伴截断征,右心室扩大征。也可出现肺野局部浸润阴影、尖端指向肺门的楔形阴影、盘状肺不张、患侧膈肌抬高、少量胸腔积液、胸膜增厚粘连等。X 线胸片对鉴别其他胸部疾病有重要帮助。

(二)确诊方法

1.CT 肺动脉造影(CTPA) 是目前诊断肺栓塞的最主要方法,表现为直接征象和间接征象,直接征象为肺动脉内各种形态的充盈缺损,远端血管不显影。间接征象为肺动脉高压和右心负荷过重。可用于评估预后,表现为肺动脉主干直径增粗超过主动脉直径。

2.放射性核素肺通气灌注扫描 典型征象是与通气显像不匹配的肺段或肺叶分布灌注缺损,其诊断亚段以下的外周肺栓塞更有意义。由于引起肺血流或通气受损的疾病可引起通气血流失调,限制了其临床应用。

3.磁共振肺动脉造影(MRPA) 可直接显示肺动脉内栓子及 PE 所致的低灌注区。MR-PA 适用于碘造影剂过敏者,但由于相对耗时长,限制了其临床应用。

4.肺动脉造影 是诊断 PE 的"金标准",其敏感性为 98%,特异性为 95%～98%。表现为栓塞血管管腔充盈缺损或完全阻塞,外周血管截断或枯枝现象。肺动脉造影为有创性检查,实际应用不如 CT 肺动脉造影广泛。

5.下肢深静脉检查 肺栓塞为静脉血栓栓塞症的表现形式之一,对疑似肺栓塞患者应通过下肢静脉超声、下肢静脉造影等,检测有无下肢深静脉血栓形成。对于有上肢静脉血栓形成危险因素的患者,尚需检查有无上肢深静脉血栓形成。

(三)诊断思路

急性肺栓塞的诊断流程,对疑似肺栓塞的患者应采取疑似诊断、确定诊断和危险因素的诊断三个步骤。

1.疑似诊断 对存在危险因素或有疑似症状和体征的患者,应通过评分系统如 Wells 评分评估肺栓塞诊断的可能性,并完善 D-二聚体、血气分析等实验室检查和心电图、胸片等辅助检查。

2.确定诊断 临床疑似诊断的患者,应尽快合理安排进一步检查以明确肺栓塞诊断。

3.寻找病因　对疑似或确诊肺栓塞的患者,应进一步寻找肺栓塞的成因和危险因素,采取相应的治疗和预防措施。

明确肺栓塞的患者需进一步行严重程度评估,并进一步行危险分层,以决定下一步治疗策略并评估预后。

高危指患者出现休克或低血压等血流动力学不稳定征象,立即开展确诊性检查,对于生命体征不平稳的危重患者,可采取床旁超声等辅助诊断,一旦确诊肺栓塞需立刻行再灌注治疗。

中危指不伴休克或低血压,但出现右心功能不全和(或)心脏标志物,提示心肌损伤,可采取抗凝治疗或补救性再灌注治疗。

低危指生命体征平稳且不伴有右心功能不全和心肌损伤,仅需抗凝治疗。

(四)中医辨证要点

1.辨病性　肺栓塞属"本虚标实":本虚为肺之气血阴阳不足,标实为痰浊、瘀血、寒凝、气滞。标实者,胸部痛,固定不移,入夜更甚,口唇发绀,舌质紫暗,脉沉涩,多属血瘀;胸闷如窒而痛,气短口苦,痰多而黏,形体偏胖,舌质红,苔黄腻,脉滑数,多属痰浊。本虚者,胸痛隐隐,时作时休,动则气促,心悸自汗,舌质淡,苔薄白,脉濡弱,多属气虚。

2.辨病情轻重　突发呼吸困难、面色青紫或面色苍白,汗出者,病情危重;胸痛持续时间短暂,瞬息即逝者多轻;持续时间长伴呼吸困难、气短、脉微细者重;若持续数小时甚至数日不休者常为重症或危候。

五、急救处理

(一)一般治疗

包括吸氧、镇痛镇静、对症支持治疗等,合并循环功能不全者避免应用阿片类制剂,合并感染的患者使用抗生素。

(二)紧急治疗

严重呼吸功能衰竭的患者,可采用机械通气,尽量避免气管切开。对肺动脉高压危象等急性循环功能衰竭患者,可采用扩容、正性肌力药物和血管活性药物。以心跳呼吸骤停为表现者,在心肺复苏的前提下,若高度怀疑肺栓塞且无绝对禁忌证,可考虑溶栓治疗。

（三）抗凝治疗

疑似肺栓塞诊断者排除抗凝治疗禁忌证后,应立即开始抗凝治疗。抗凝治疗的药物包括普通肝素、低分子肝素、华法林和非维生素 K 依赖的新型抗凝药。

1.普通肝素　首先给予负荷剂量 2000～5000IU 或按 80IU/kg 静脉注射,继之以 18IU/(kg·h)持续静脉滴注。监测活化的部分凝血活酶时间(APTT)并根据 APTT 调整普通肝素的剂量,使 APTT 尽快达到并维持于正常值的 1.5～2.5 倍。

2.低分子肝素　根据体重给药,每日 1～2 次皮下注射,大多数患者不需常规监测。

3.华法林　是一种维生素 K 拮抗剂,治疗肺栓塞初期需与肝素或低分子肝素联用,起始剂量为 3～5mg,5～7 天后根据国际标准化比值(INR)调整每日剂量,当 INR 稳定在 2.0～3.0 时停止使用普通肝素、低分子量肝素或磺达肝癸钠,继续予华法林治疗。由于华法林治疗窗窄、血药浓度易受干扰且个体差异性大,用药期间需定期检测 INR。

4.非维生素 K 依赖的新型抗凝药　包括达比加群、利伐沙班、阿哌沙班和依度沙班等,不需监测 INR 且出血并发症发生率相对较低。

（四）溶栓治疗

1.常用药物及方法 rt-PA　50～100mg 持续静脉滴注 2h,体重<65kg 的患者给药总剂量不应超过 1.5mg/kg;或者选用尿激酶:20000IU/(kg·2h)静脉滴注。

2.适应证　适用于高危肺栓塞患者和无禁忌证的中高危肺栓塞患者。

3.绝对禁忌证　①出血性卒中;②6 个月内缺血性卒中;③中枢神经系统损伤或肿瘤;④近 3 周内重大外伤、手术或者头部损伤;⑤1 个月内消化道出血;⑥已知的出血高风险患者。

4.相对禁忌证　①6 个月内短暂性脑缺血发作;②口服抗凝药应用;③妊娠,或分娩后 1 周;④不能压迫止血部位的血管穿刺;⑤近期曾行心肺复苏;⑥难于控制的高血压(收缩压>180mmHg);⑦严重肝功能不全;⑧感染性心内膜炎;⑨活动性溃疡。

对于危及生命的高危 PE 患者,大多数禁忌证应视为相对禁忌证。

5.时间窗　急性肺栓塞起病 48 小时内即开始行溶栓治疗能够取得最大的疗效,但对于有症状的急性肺栓塞患者在 6～14 天内行溶栓治疗仍有一定作用。

（五）介入治疗

包括导管碎栓、吸栓和下腔静脉滤器植入术。导管碎栓、吸栓可去除肺动脉及主要分支内的血栓,改善患者预后。对有抗凝绝对禁忌证以及接受足够强度抗凝治疗后复发的肺栓塞患者,若合并下肢深静脉血栓形成,可以选择静脉滤器植入。

(六)手术治疗

手术治疗可以直接去除肺主动脉及左右肺动脉主干的血栓,适用于经积极治疗无效的高危肺栓塞,或有溶栓禁忌证等。

六、中医治疗

(一)治疗原则

应先治其标,后治其本,先从祛邪入手,然后再予扶正,必要时根据虚实标本的主次,兼顾同治。标实者,根据血瘀、寒凝、痰浊而活血化瘀,辛温通阳,泄浊豁痰,尤其重视活血通脉治法;本虚宜补,补气温阳,尤其重视补益肺气,活络通脉。

(二)辨证论治

1.阴寒凝结证

主要证候:胸痛彻背,喘不得卧,呼吸困难,气短,遇寒痛剧,得暖痛减,舌淡,苔薄白,脉弦紧。

治法:辛温散寒,温振肺阳。

方药:枳实薤白桂枝汤。若阴寒极盛之胸痛重症,当用温通散寒之法,予乌头赤石脂丸加荜茇、高良姜、细辛等。也可选用苏合香丸等中成药。

2.瘀阻脉络证

主要证候:胸部疼痛,固定不移,入夜更甚,气短、胸闷,口唇发绀,舌质紫暗,脉沉涩。

治法:活血化瘀,通络止痛。

方药:血府逐瘀汤。瘀血痹阻重症,胸痛剧烈,可加乳香、没药、降香、丹参等;若寒凝血瘀或阳虚血瘀者,伴畏寒肢冷,脉沉细或沉迟,可加桂枝(或肉桂)、细辛、高良姜、薤白等,或人参、附子等;若气虚血瘀者,当益气活血,用人参养荣汤合桃红四物汤加减,重用人参、黄芪等益气祛瘀之品。也可选用复方丹参片、速效救心丸等中成药。

3.痰热壅塞证

主要证候:胸闷如窒而痛,气短口苦,痰多而黏,形体偏胖,舌质红,苔黄腻,脉滑数。

治法:清化热痰,宣通脉络。

方药:桑白皮汤和黄连温胆汤。若痰浊郁而化热者,加郁金。痰浊与瘀血往往同时并见,因此通阳豁痰合活血化瘀法亦经常用。

4.肺气亏虚证

主要证候:胸痛隐隐,时作时休,动则气促,心悸自汗,舌质淡,苔薄白,脉濡弱。

治法:补益肺气,活络通脉。

方药:补肺汤和丹参饮加减。兼有气滞血瘀者,加用川芎、郁金;兼见痰浊之象者可合用茯苓、白术、白豆蔻。

(三)针灸治疗

1.以毫针平补平泻法针内关、心俞、巨阙、膻中及郄门穴。虚寒者加灸肺俞、风门、气海、关元穴;痰浊者配太渊、丰隆穴;瘀血者加膈俞行气活血;背痛者加肺俞、心俞穴。短气者灸气海俞、肾俞穴;唇舌发绀可取少商、少冲、中冲点刺出血。

2.耳针取心、小肠、交感、皮质下为主,辅以缘中、肺、肝、胸、降压沟、兴奋点。

第四节　慢性阻塞性肺病

慢性阻塞性肺疾病(COPD,简称慢阻肺)是一种以持续气流受限为特征的可以预防和治疗的疾病,其气流受限不完全可逆,多呈进行性发展,与气道和肺组织对烟草、烟雾等有害气体或有害颗粒的慢性炎症反应增强有关。肺功能检查结果是COPD确诊的主要依据。COPD分为稳定期和急性加重期。

COPD是呼吸系统疾病的常见病与多发病,患病率及病死率高,是一种严重危害我国人民身体健康的重要慢性呼吸系统疾病。目前慢阻肺居全球疾病死亡原因第4位,在世界疾病经济负担的排名中居第12位;而世界卫生组织(WHO)公布,据估计到2020年COPD将位于全球疾病经济负担第5位,全球疾病死亡原因第3位。

祖国医学中没有慢性阻塞性肺病这一病名,但根据其临床表现可归属于祖国医学的"咳嗽""喘病""肺胀"等范畴。肺胀源于《内经》,发挥于汉·张仲景,成熟并完善于后世历代医家。《灵枢·胀论》说:"肺胀者,虚满而喘咳。"《灵枢·经脉》又说:"肺手太阴之脉……是动则病肺胀满,膨膨而喘咳。"汉·张仲景《金匮要略·肺痿肺痈咳嗽上气病脉证治》指出本病的主症为"咳而上气,此为肺胀,其人喘,目如脱状"。书中所记载治疗肺胀之越婢加半夏汤、小青龙加石膏汤等方至今仍被临床沿用。《金匮要略·痰饮咳嗽病脉证并治》中对支饮"咳逆倚息,气短不得卧,其形如肿"的描述亦与"肺胀"症状相类似。隋·巢元方《诸病源候论·咳逆短气候》记载肺胀的发病机理是由于"肺虚为微寒所伤则咳嗽,咳嗽则气还于肺间则肺胀,肺胀则气逆,而肺本虚,气为不足,复为邪所乘,壅痞不能宣畅,故咳逆,短乏气也"。

可见肺胀的主要病因是久病肺虚。金元以后,历代医家对本病的认识不断充实。元·朱丹溪《丹溪心法·咳嗽》说:"肺胀而嗽,或左或右不得眠,此痰挟瘀血碍气而病。"提示肺胀是由痰瘀阻碍肺气所致。清·张璐《张氏医通·肺痿》说:"盖肺胀实证居多。"认为肺胀以"实证居多"。李用粹《证治汇补·咳嗽》认为肺胀"又有气散而胀者,宜补肺,气逆而胀者,宜降气,当参虚实而施治"。说明对肺胀的辨证论治当分虚实两端。

一、病因与发病机制

COPD是以炎症为中心的、多种因素相互作用的结果。炎症、氧化与抗氧化失衡、蛋白酶与抗蛋白酶失衡、自主神经功能紊乱、遗传等一系列因素共同影响着COPD的形成与发展。吸烟、吸入有害气体或颗粒、寒冷、空气污染等导致气流受限、气道重塑与肺泡结构破坏、肺泡弹性回缩力下降、黏液纤毛功能障碍、全身效应等,最终导致气体陷闭和肺过度充气,形成COPD的特征性气流受限。

1.炎症　炎性细胞被激活后释放各种炎症介质包括炎症趋化因子、致炎细胞因子、生长因子等,引起炎症作用进一步放大,促进中性粒细胞聚集和(或)肺结构破坏。

2.蛋白酶-抗蛋白酶失衡　弹性蛋白是肺实质结缔组织的主要成分,蛋白水解酶分解弹性蛋白,对肺组织有损伤、破坏作用;抗蛋白酶对弹性蛋白酶等多种蛋白酶具有抑制功能;其中 α1-抗胰蛋白酶(α1-AT)是活性最强的一种。蛋白酶和抗蛋白酶维持平衡是保证肺组织正常结构免受损伤和破坏的主要因素。COPD患者肺组织中分解结缔组织的蛋白酶增多,或对抗此作用的抗蛋白酶不足,均可导致组织结构破坏而产生肺气肿。

3.氧化应激　氧化应激是加重COPD炎症的主要机制。氧化物通过激活炎症基因、使抗蛋白酶失活、刺激黏液高分泌、增加血浆渗出,直接或间接对肺组织产生损害作用,造成肺组织细胞功能障碍、细胞死亡。

4.自主神经功能紊乱　胆碱能神经张力增高在COPD发病中也有非常重要的作用。胆碱能神经张力增高,导致气道张力增加,气道管腔狭窄,引起通气功能障碍。

二、中医病因病机

本病的发生多因久病肺虚,痰瘀壅滞,致肺不敛降,气还于肺间,肺气胀满,每因复感外邪诱使病情发作或加剧。

（一）病因

1.久病肺虚　若内伤久咳、久喘、久哮、肺痨等肺系慢性疾患，迁延失治，导致肺气受损，痰浊滞留，伏着于肺，致肺气壅滞不畅，久则气还肺间，肺气胀满不能敛降，而成肺胀。

2.感受外邪　素体肺虚，久病损伤肺气，肺虚卫外不固，六淫之邪每易反复乘袭，或因吸烟过度，空气污染，邪壅肺气，气道不利，诱使本病反复发作，病情日益加重。

3.痰挟血瘀　病久或年迈，或禀赋不足，肺气、肺体损伤，内有郁结之痰，复感外邪，肺气郁闭，气郁痰阻日久，可致血液运行不畅，痰瘀相结于肺，甚则病及于心，导致肺气壅滞，而成肺胀。

（二）病机

1.发病　本病多由慢性肺系疾病积久而成，隐袭发病，病程较长。在其发病过程中，痰浊、水饮与血瘀起重要作用。若素有脾肾阳虚，脾阳虚则失于温化，肾阳虚则失于蒸化，水津停滞而生痰，痰从寒化而积成饮，水饮内停，复感风寒外袭，则寒饮相搏，上射迫肺，气滞于胸，肺失敛降而为肺胀；肺脾虚弱者，肺虚不能布津，脾虚不能转输，水津停滞，痰浊内生，壅阻于肺，壅塞气道，亦为肺胀；若痰浊素盛，久则痰从热化，痰热相搏，郁遏肺气，清肃失司，致肺气上逆。甚则痰气交阻，阳气闭塞，痰蒙神窍，或痰热内盛，热甚动风，则病情危殆。若痰浊久留，肺气郁滞，则血郁为瘀，瘀阻血脉，血不利则为水，痰浊、水饮、瘀血相互为患，常使病情进一步恶化。

2.病位　病位在肺、脾、肾、心，亦可及脑与肝。肺胀的病变首先在肺，肺主气司呼吸，化生宗气以贯心脉；又主宣发和肃降，布散津气营养全身，通调水道以利三焦。久病喘咳，肺失宣肃，气滞胸中，甚或痰饮水停，瘀血内阻，发为肺胀。痰饮内停则伤脾，肺失宣降则肾失摄纳，故继则影响脾肾，痰饮瘀血内阻后期又可及于心，甚则及脑，痰蒙神窍，或引动肝风。

3.病性　本虚标实，虚实交错为本病之特点。本虚为肺脾肾心俱虚，标实为痰饮水停，气滞血瘀。偏虚者，当区别气虚、阳虚或阴虚，并应分辨肺脾肾心病变的主次；偏实者，须分清风寒、风热、水饮、痰浊、痰热、血瘀等的不同。一般感邪则偏于邪实，平时偏于本虚。早期由肺而及脾肾多属气虚、气阴两虚；晚期以肺肾心为主，气虚及阳，或阴阳两虚，但纯属阴虚者罕见。

4.病势　病势可由上及下，由肺及脾及肾。亦可由下及上，后期病及心脑。

5.病机转化　本病正虚与邪实互为因果。如阳气不足，卫外不固，易感外邪，痰饮难蠲，兼有阴虚者，则外邪、痰浊易于热化；故虚实常夹杂出现。若反复外感、内伤,进一步耗伤正气,每致愈发愈频,甚则持续不已。恶化与缓解是病性发展的两端。一是季节性加重,或寒温失控,或情志因素引起急性发作,出现寒饮束肺,或痰热壅肺,或心脾肾阳虚。如果治疗不及时或误治,甚至再受诱因的刺激,轻则在三证之间转化,重则转为痰浊内闭,严重时发生神昏、痉厥、出血及喘脱等危重证候。二是季节性缓解,或治疗及时得力,诸证由重转轻,由危转安,由发作转为缓解。

三、临床表现

COPD起病缓慢,病史长,常反复急性发作而使病情加重。急性加重多由感染诱发,也可由污染、气候变化、情绪、运动等诱发。

1.慢性咳嗽　多数患者初起咳嗽呈间歇性,晨起较重,逐渐进展为以夜间咳嗽为主。部分患者表现为明显的呼吸困难与气流受限,而无咳嗽症状。

2.咳痰　部分患者清晨痰较多,通常痰以少量黏液痰或浆液性泡沫痰为主;急性发作伴随感染时痰量增多,多为脓性痰或痰中带血。

3.气短或呼吸困难　早期仅于劳力时出现气短或呼吸困难,随着病情进展,气短或呼吸困难呈进行性加重,逐渐发展为日常活动甚至休息时也出现气短或呼吸困难。

4.喘息和胸闷　部分患者有喘息,胸部紧闷感通常于劳力后发生,多与呼吸费力有关。

5.全身性症状　如体重下降、食欲缺乏、营养不良、外周肌肉萎缩和功能障碍、精神抑郁和(或)焦虑等。

四、诊治要点

(一)诊断

1.病史

(1)吸烟史:COPD患者多数有长期大量吸烟史,包括主动吸烟和被动吸烟史。

(2)职业性或环境有害物质接触史:如较长期粉尘、烟雾、有害颗粒或有害气体接触史。

(3)家族史:COPD有家族聚集现象。

(4)发病年龄与好发季节:COPD多见于中老年人,年龄多大于40岁,好发于秋冬寒冷季节,常有反复呼吸道感染和急性加重史。随着疾病进展,急性加重频繁发作,病情也逐渐加重。

(5)慢性肺源性心脏病史:COPD后期出现低氧血症和(或)高碳酸血症,可并发慢性肺源性心脏病和右心衰竭。

(6)COPD在不同病期的临床表现不尽相同:COPD急性加重时,短期内出现咳嗽、咳痰、气短和(或)喘息、呼吸困难急剧加重,痰量比平常量增加,多为黄色脓性痰或黏液脓痰,可有发热、全身酸痛等的炎症表现。COPD稳定期临床表现有咳嗽、咳痰、气短等,症状相对稳定且轻微。

2.症状

(1)慢性咳嗽:通常为首发症状,初起咳嗽呈间歇性,晨起较重,以后早晚或整日均有咳嗽,但夜间咳嗽并不显著。部分患者有明显的呼吸困难与气流受限,而无咳嗽症状。

(2)咳痰:通常痰以少量黏液痰或浆液性泡沫痰为主,部分病例清晨痰多;急性发作伴随感染时痰量增多,常有脓性痰或痰中带血。

(3)气短或呼吸困难:是COPD的标志性症状,也是患者焦虑不安、导致就诊的主要原因。早期仅于劳力时出现气短或呼吸困难,随着病情进展,气短或呼吸困难呈进行性加重,逐渐发展为日常活动甚至休息时也出现气短或呼吸困难。

(4)喘息和胸闷:不是COPD的特异性症状。部分患者有喘息,胸部紧闷感通常于劳力后发生,多与呼吸费力有关。

(5)全身性症状:病情较重的COPD患者可出现全身性症状,如体重下降、食欲缺乏、营养不良、外周肌肉萎缩和功能障碍、精神抑郁和(或)焦虑等全身症状。

3.体征

(1)COPD患者早期体征多不明显。

(2)肺气肿体征是COPD的典型体征,视诊和触诊:胸廓形态异常,包括呈桶状胸,胸廓过度膨胀、肋间隙增宽、前后径增大、剑突下胸骨下角增宽、腹部膨凸;呼吸变浅、频率加快;辅助呼吸肌参加呼吸运动;重症患者可见胸腹矛盾运动;前倾坐位,缩唇呼吸,皮肤、黏膜发绀;呼吸运动减弱,双侧语颤减弱。叩诊:肺部叩诊呈过度清音,心浊音界缩小,肺下界和肝浊音界下移。听诊:两肺呼吸音减低、呼气相延长,部分患者在背部或肺底部可闻及湿性啰音和(或)干性啰音,咳嗽后减少或消失;心音遥远,剑突部心音较清晰、响亮。

(二)相关检查

1.肺功能检查　　肺功能检查是判断气道阻塞和气流受限的主要客观指标。对COPD的诊断、严重程度评价、疾病进展、治疗反应和预后判断等具有重要意义。第一秒用力呼气容积占用力肺活量的百分比($FEV_1/FVC\%$)是评价气流受限的一项敏感指标。吸入支气管扩张剂后 $FEV_1/FVC < 70\%$ 可确定为不完全可逆的气流受限,可作为诊断 COPD 的基本条件。第一秒用力呼气容积占预计值百分比($FEV_1\%$ 预计值)用于 COPD 病情严重程度的分级评估。肺总量(TLC)、功能残气量(FRC)、残气量(RV)、残气量占肺总量百分比(RV/TLC)增高和肺活量(VC)减低.表明肺过度充气,$RV/TLC > 40\%$ 是阻塞性肺气肿的诊断指标之一。

2.X 线检查　COPD 早期胸片可无明显变化,以后随着病情发展,可出现肺纹理增多、紊乱等非特征性改变。主要 X 线特征为肺气肿改变,肋骨平行、胸廓扩张、肋间隙增宽、横膈活动度减弱、位置低平,肺野透亮度增加、肺门血管纹理呈残根状、肺野外周血管纹理纤细稀少,或夹有片状阴影,可伴有肺大泡形成,心影悬垂狭长呈滴状,常呈垂直位,后期可见肺门血管影扩大、右下肺动脉增宽、右心增大等。胸部 X 线检查对 COPD 诊断的特异性不高,主要用于与其他肺部疾病(肺结核、肺癌、肺纤维化等)的鉴别诊断和肺部并发症的发现。

3.胸部 CT 检查　高分辨率 CT(HRCT)对辨别小叶中心型和全小叶型肺气肿及确定肺大泡的大小和数量具有很高的敏感性和特异性,可以估计肺气肿的严重程度,对预计肺大泡切除或外科手术等的效果有一定价值。一般不作为常规检查。

4.血气分析　当 COPD 患者的 FEV_1 小于预计值的 40% 或具有呼吸衰竭或右心衰竭时均应做动脉血气分析。动脉血气分析异常首先表现为轻至中度的低氧血症。随着疾病进展,低氧血症逐渐加重,并出现高碳酸血症。呼吸衰竭的血气分析诊断标准为:静息状态下海平面吸空气时,动脉氧分压(PaO_2)$< 60mmHg$ 伴或不伴动脉二氧化碳分压($PaCO_2$)$> 50mmHg$。血气分析对判断酸碱平衡及呼吸衰竭类型有重要价值。

5.其他检查

(1)血常规检查:COPD 合并细菌感染时外周血象白细胞可升高,中性粒细胞百分比增加或核左移,部分患者虽合并感染,但病情严重,外周血象可正常。低氧血症($PaO_2 < 60mmHg$)时,血红蛋白、红细胞计数和红细胞压积可增高。血红细胞比容 $> 55\%$ 时,可诊断为红细胞增多症。

(2)痰培养:患者合并感染时,痰涂片中可见大量中性粒细胞,合格的痰培养可检出各种病原菌如肺炎克雷伯杆菌、肺炎链球菌、流感嗜血杆菌、卡他莫拉菌等,其药敏试验结果有助于指导抗生素的选择。

(3)心电图检查:一般肢导呈低电压,合并肺源性心脏病时可出现右心房、右心室肥大的改变,如电轴右偏、顺钟向转位、肺性 P 波等。

（三）中医辨证要点

1.辨虚实　本病多由慢性肺系疾病积久而成,隐袭发病,或由于年老体弱,肺脾肾不足,病程较长。病性本虚标实,虚实交错为本病之特点。缓解期,以虚为主;发作期,以邪实为主。

2.辨病位　病位在肺、脾、肾、心,亦可及脑与肝;病势可由上及下,由肺及脾及肾;亦可由下及上,后期病及心脑。

3.辨邪实轻重　慢阻肺早期,痰浊、气滞为患,久病由气及血而形成痰浊内停,气滞血瘀,合而为病。

五、急救处理

（一）西医急救处理

1.COPD患者就医的指征　症状明显加重,如突然出现静息状况下呼吸困难;重度COPD;出现新的体征或原有体征加重(如发绀、意识改变和外周水肿);有严重的伴随疾病(如心力衰竭或新近发生的心律失常);初始治疗方案失败;高龄;诊断不明确;院外治疗无效或条件欠佳。

2.COPD患者收入ICU的指征　严重呼吸困难且对初始治疗反应不佳;意识障碍(如嗜睡、昏迷等);氧疗和无创机械通气后低氧血症($PaO_2 < 50mmHg$、$PaCO_2 > 70mmHg$)无缓解甚至恶化,和(或)严重呼吸性酸中毒($pH < 7.30$)无缓解,甚至恶化。

3.主要治疗原则　根据患者的临床症状、体征、血气分析和胸部影像学等指标评估病情的严重程度,采取相应的治疗措施。

4.氧疗　氧疗是治疗慢性阻塞性肺疾病急性加重(AECOPD)住院患者的一个重要部分,氧流量调节以改善患者的低氧血症、保证88%～92%氧饱和度为目标,氧疗30～60分钟后应进行动脉血气分析,以确定氧合满意而无二氧化碳潴留或酸中毒,Venturi面罩(高流量装置)较鼻导管提供的氧流量更准确,但患者难以耐受。

5.抗菌药物　目前推荐抗菌药物治疗的指征如下:呼吸困难加重、痰量增加和脓性痰是3个必要症状;需要有创或无创机械通气治疗。临床上应用何种类型的抗菌药物要根据当地细菌耐药情况选择。抗菌药物的推荐治疗疗程为5～10天。对无铜绿假单胞菌危险因素者,主要依据急性加重严重程度、当地耐药状况、费用和潜在的依从性选择药物,病情较轻者推荐使用青霉素、阿莫西林,加或不加用克拉维酸、大环内酯类、氟喹诺酮类、第1代或第2代头孢菌素类抗生素,一般可口服给药,病情较重者可用β内酰胺类或酶抑制剂、第2代头孢菌素类、氟喹诺酮类和第 3 代头孢菌素类。有铜绿假单胞菌危险因素者如能口服,则可选用环丙沙星,需要静脉用药时可选择环丙沙星、抗铜绿假单胞菌的 β 内酰胺类,不加或加用酶抑制剂,同时可加用氨基糖苷类药物。应根据患者病情的严重程度和临床状况是否稳定选择使用口服或静脉用药,静脉用药 3 天以上,如病情稳定可以改为口服。

6.支气管舒张剂　短效支气管舒张剂雾化吸入治疗较适用于 COPD 急性加重期的治疗,对于病情较严重者可考虑静脉滴注茶碱类药物,由于茶碱类药物的血药浓度个体差异较大,治疗窗较窄,监测血清茶碱浓度对评估疗效和避免发生不良反应都有一定意义。由于 β2 受体激动剂、抗胆碱能药物及茶碱类药物的作用机制及药代动力学特点不同,且分别作用于不同级别的气道,所以联合用药的支气管舒张作用更强。

7.激素　AECOPD 患者宜在应用支气管舒张剂基础上,口服或静脉滴注激素,激素剂量要权衡疗效及安全性,建议口服泼尼松 30～40mg/d,连续用 10～14 天后停药,对个别患者视情况逐渐减量停药;也可以静脉给予甲泼尼龙 40mg,每日 1 次,3～5 天后改为口服。

8.辅助治疗　在监测出入量和电解质的情况下适当补充液体和电解质,注意维持液体和电解质平衡,注意补充营养,对不能进食者需经胃肠补充要素饮食或给予静脉高营养;对卧床、红细胞增多症或脱水的患者,无论是否有血栓栓塞性疾病史,均需考虑使用肝素或低分子肝素抗凝治疗。此外,还应注意痰液引流,积极排痰治疗(如刺激咳嗽、叩击胸部、体位引流和湿化气道等),识别及治疗合并症(如冠心病、糖尿病和高血压等)及其并发症(如休克、弥漫性血管内凝血和上消化道出血等)。

9.机械通气　可通过无创或有创方式实施机械通气,无论何种方式都只是生命支持的一种手段,在此条件下,通过药物治疗消除导致 AECOPD 的原因,使急性呼吸衰竭得到逆转。进行机械通气的患者应有动脉血气监测。一般依据病情需要,首选无创机械通气,如若病情加重则改为有创通气。

(1)无创通气:根据病情需要可首选此方法,AECOPD 患者应用无创通气可降低 $PaCO_2$,降低呼吸频率、呼吸困难程度,减少呼吸机相关性肺炎等并发症,缩短住院时间,更重要的是降低病死率和插管率。

(2)有创通气:在积极的药物和无创通气治疗后,若患者的呼吸衰竭仍进行性恶化,出现危及生命的酸碱失衡和(或)意识改变,宜用有创机械通气治疗,待病情好转后,可根据情况采用无创通气进行序贯治疗。

（二）中医急救处理

1.针灸

普通针刺取穴：肺俞、膻中、大椎、足三里等。操作：虚证采用补法,实证采用泻法,每天1～2次,可加用艾灸,留针约20分钟。

穴位注射取穴：合谷、足三里、三阴交等。操作：黄芪注射液2ml,上述穴位局部皮肤消毒后常规注入。三个穴位交替注射,每周2次。

2.艾灸

取穴：实证、痰热证选定喘、尺泽、肺俞、丰隆;虚证、寒证选肺俞、肾俞、天突、膏肓。

操作：将艾灸治疗仪(为避免烟雾刺激气道选取艾灸治疗仪)电极贴紧穴位,开启电源,调节热度,每日1次,每次30分钟,方便安全。

六、中医治疗

（一）治疗原则

以急则治其标,缓则治其本为治疗原则。根据本虚标实的疾病性质,给予祛邪、扶正对症治疗。感受时邪偏于邪实者,给予温肺化痰、涤痰降逆、化痰降逆平喘、清热化痰平喘、温阳利水益气、醒脑开窍安神等治疗,并辅以回阳救逆等治法。

（二）辨证论治

1.寒饮伏肺证

主要证候：咳嗽气急,甚则喘鸣有声,痰多易咳,色白清稀多泡沫,胸膈满闷,形寒背冷,喜热饮,咳多持续,时有轻重。舌淡苔白滑,脉细弦或沉弦。

治法：温肺化痰,涤痰降逆。

方药：小青龙汤加减。咳甚加紫菀、款冬花;痰鸣气促甚者,可加地龙、僵蚕;气逆者,加代赭石;便秘者,加全瓜蒌。无表证者可予以苓甘五味姜辛汤。

2.痰浊阻肺证

主要证候：胸满,咳嗽痰多,咳痰白黏或带泡沫,气喘,劳则加重,怕风易汗,脘腹痞胀,便溏,倦怠乏力。舌体淡胖,或色紫暗,苔薄腻或浊腻,脉细滑。

治法：化痰降逆平喘。

方药：二陈汤合三子养亲汤加减。痰浊壅盛,胸满,气喘难平者,加葶苈子、杏仁;脾胃虚弱者,加党参、黄芪、茯苓、白术等;痰浊夹瘀者,用涤痰汤加丹参、地龙、桃仁、红花、赤芍、水蛭等。

3.痰热壅肺证

主要证候:但热不寒,气急胀满,咳喘烦躁,痰黄黏稠,不易咳出,面红,口干不欲饮水,舌质红,苔黄腻,脉浮数。

治法:清热化痰平喘。

方药:加味苇茎汤合麻杏石甘汤加减。内热较重者,加黄芩、栀子、芦根;咳嗽重者,加前胡、桑白皮;大便秘结者,加大黄、芒硝,或用疏风解毒胶囊。

4.阳虚水泛证

主要证候:面浮足肿,腹满尿少,心悸喘咳不得卧,咳清稀痰,形寒怕冷,气短动则甚,面唇青紫,舌胖质暗,苔白滑,脉沉细数或结代。

治法:益气温阳,健脾利水。

方药:真武汤合五苓散加减。若水寒射肺而咳者,加干姜、细辛、五味子;阴盛阳衰而下利甚者,去白芍,加干姜;水寒犯胃而呕者,加重生姜用量,可更加吴茱萸、半夏,或参附注射液。

5.痰蒙神窍证

主要证候:咳逆喘满不得卧,痰鸣声响;意识模糊,表情淡漠,或谵妄,烦躁不安,撮空理线,严重者昏迷;或肢体震颤,抽搐。舌质暗红或紫绛,苔白腻或黄腻;脉细滑数。

治法:涤痰开窍息风。

方药:涤痰汤、安宫牛黄丸或至宝丹。痰热内盛者,加黄芩、桑白皮、葶苈子、天竺黄、竹沥;热结大肠者,合用凉膈散或增液承气汤;肝风内动者,加钩藤、全蝎、羚羊角粉;热伤血络者,加水牛角、生地黄、牡丹皮、紫珠草、生大黄,或安宫牛黄丸、柴芩清宁胶囊等。

第四章 消化内科常见急危重症

第一节 急性消化道出血

急性消化道出血是临床常见病症。以屈氏韧带为界可分为上消化道出血和下消化道出血。急性大出血一般指在数小时内的失血量超出1000ml或超过循环血量的20%，主要临床表现为呕血和（或）黑便，往往伴有血容量减少引起的急性周围循环衰竭，死亡率可达10%以上，60岁以上患者出血死亡率高于中青年人。

近数十年来，通过对幽门螺旋杆菌的深入研究，医学界对消化道出血的病因、病理、发病机制等方面的研究取得了较大进展。同时，通过对抑酸药物的研究、新的内镜设备技术的开发应用，以及内镜下止血疗法联合运用，使得急性消化道出血、持续性出血或再出血危险很大的患者的止血率有了很大的提高。

急性消化道出血属于中医学"血证"的范畴，临床多表现为"吐血"和"便血"。《黄帝内经》对血证已有记载，当时以症状描述为主，缺乏专篇论述。《金匮要略》将血证作为病证的概念，与瘀血同列一篇，进行专门论述，开辟了血证辨证论治的先河。隋·巢元芳《诸病源候论·血病源候》分设九篇对血证的病因病机做出了较为详细的阐释。唐·孙思邈《备急千金要方》设吐血病专篇，详细描述唾血一证。清·唐容川《血证论》是我国第一部论述血证的专著，对血证病因病机及理、法、方、药进行了系统论述，其中部分治疗原则和经验至今仍对临床工作具有一定的指导作用。

一、病因与发病机制

（一）病因

急性消化道出血可因消化道本身的炎症、机械性损伤、血管病变、肿瘤等因素所引起，也可因邻近器官的病变和全身性疾病累及消化道所致。急性上消化道出血临床上最常见的病因是消化性溃疡、食管胃底静脉曲张破裂、急性糜烂出血性胃炎和胃癌，这些病因占上消化道出血的80%~90%；少见病因包括贲门黏膜撕裂

（Mallory-Weiss）综合征、上消化道血管畸形、Dieulafoy 病、食管裂孔疝、胃黏膜脱垂或套叠、急性胃扩张或扭转、理化和放射损伤、壶腹周围肿瘤、胰腺肿瘤、胆管结石、胆管肿瘤等。某些全身性疾病,如感染、肝肾功能障碍、凝血机制障碍和结缔组织病等也可引起本病;某些药物也能造成消化道损伤引起出血,如阿司匹林类、肾上腺皮质激素类药物等。引起急性下消化道出血的最常见病因为大肠癌、大肠息肉、肠道炎症性疾病和血管性病变,其中小肠出血诊断及治疗均较困难,且病因难除,属难治性出血。

（二）发病机制

急性消化道出血与下列因素有关。

1.机械损伤　　如异物对食管的损伤、药物片剂对曲张静脉的擦伤、剧烈呕吐引起食管贲门黏膜撕裂等。

2.胃酸或其他化学因素的作用　　后者如摄入的酸碱腐蚀剂、酸碱性药物等。

3.黏膜保护和修复功能的减退　　非甾体抗炎药、类固醇激素、感染、应激等可使消化道黏膜的保护和修复功能受到破坏。

4.血管破坏　　炎症、溃疡、恶性肿瘤等可破坏动静脉血管,引起出血。

5.局部或全身凝血障碍　　胃液的酸性环境不利于血小板聚集和血凝块形成,抗凝药物、全身性的出血性疾病或凝血障碍疾病则易引起消化道和身体其他部位的出血。

6.肝硬化-门静脉高压-食管胃底静脉曲张　　几乎所有的肝硬化患者均不可避免的出现门静脉高压。静脉曲张一旦形成,就会由小变大,总的发生率为 10% ～ 15% ,未经处理的患者 2 年内发生曲张静脉破裂出血者为 8% ～ 35% 。

二、中医病因病机

（一）病因

急性消化道出血病因甚多,历代医家认为急性出血的病因主要为外邪所迫、饮食不节、情志过极、劳倦内伤等,并可有虚、实之分。实证多由火热迫血妄行所致;虚者多责之气虚失摄,血溢脉外或阴虚火旺,迫血妄行。若出血量大或久病迁延,实证可向虚证转化。其转化时间不定,急性大出血可在数分钟至数小时内发生由实转虚的变化。

（二）病机

急性消化道出血的基本病机主要是饮食失节、劳累过度、七情内伤及外感六淫致胃肠积热,肝郁化火,湿热下注和邪留五脏。东汉•张仲景在《金匮要略》中总结便血的病机主要是两条：一是火热迫血妄行，二是虚寒气不摄血。提出虚损、饮酒可致吐血，对七情内伤所致便血（吐血）做了更进一步的阐述，并对便血的出血部位和辨证论治做了准确的分析，与西医学吻合。

三、临床表现

急性消化道出血的临床表现取决于出血病变的性质、部位、失血量与速度，与患者的年龄、心肾功能等全身情况也有关。

1.呕血和黑便　是消化道出血的特征性临床表现。上消化道急性大量出血多数表现为呕血，如出血后血液在胃内潴留，经胃酸作用变成酸性血红蛋白而呈咖啡色；如出血速度快而出血量多，呕血的颜色呈鲜红色。如十二指肠部位病变的出血速度过快时，在肠道停留时间短，粪便颜色会变成紫红色；右半结肠出血时，粪便颜色为暗红色；左半结肠及直肠出血时，粪便颜色为鲜红色；在空回肠及右半结肠病变引起小量渗血时，也可有黑便。

2.失血性周围循环衰竭　急性消化道大出血因失血量过大，速度过快，可导致血容量迅速减少而出现急性周围循环衰竭，可出现头昏，乏力，心悸，恶心，口渴，出冷汗，黑矇或晕厥，皮肤灰白、湿冷，脉搏细弱，四肢湿冷，心率加快，血压下降。老年人器官储备功能低下，加之常有慢性疾病，即便出血量不大，也可引起器官功能衰竭，增加死亡率。

3.贫血　急性大出血后早期可有周围血管收缩与红细胞重新分布等生理调节，血红蛋白、红细胞和血细胞亚积的数值可无变化。此后，大量组织液渗入血管内以补充失去的血浆容量，血红蛋白和红细胞因稀释而数值降低。这种补偿作用一般在出血后数小时至数日内完成，平均出血后 32 小时血红蛋白可稀释到最大程度。失血会刺激造血系统，血细胞增殖活跃，外周血网织细胞增多。

4.氮质血症　大量上消化道出血后，血红蛋白的分解产物在肠道被吸收，以致血中氮质升高，在纠正低血压、休克后，血中尿素氮可迅速降至正常；肾性氮质血症是由于严重而持久的休克造成肾小管坏死（急性肾衰竭），或失血加重了原有肾病的肾脏损害，临床上可出现少尿或无尿。

5.发热　多数患者在出血后 24 小时内常出现低热，持续数日至一周。与血容量减少、贫血、周围循环衰竭、血分解蛋白的吸收等因素导致体温调节中枢的功能障碍有关。

四、诊治要点

（一）诊断

1.出血量的估计及活动性出血的判断　成人每日消化道出血 5～10ml 时大便隐血试验出现阳性；每日出血量 50～100ml 时可出现黑便；胃内积血超过 250ml 可引起呕血；一次出血量不超过 400ml 时，一般不引起全身症状；出血量超过 400ml，可出现全身症状，如头昏、心悸、乏力等；短期内出血超过 1000ml，可出现周围循环衰竭表现。如患者由平卧位改为坐位时出现血压下降（下降幅度为 5～20mmHg）、心率加快（增加幅度＞10 次/分），提示血容量明显不足，是紧急输血的指征。如收缩压＜80mmHg，心率＞120 次/分，即已进入休克状态，属严重大量出血，需积极抢救。

2.临床上出现下列情况应考虑继续出血或再出血　反复呕血，或黑便次数增多；粪质稀薄，甚至呕血转为鲜红色，黑便变成暗红色，伴有肠鸣音亢进；周围循环衰竭的表现经补液输血而未见明显改善，或虽暂时好转而又恶化，经快速补液输血，中心静脉压仍有波动，稍稳定又再下降；血红蛋白浓度、红细胞计数与血细胞比容继续下降，网织红细胞计数持续增高；在补液与尿量足够的情况下，血尿素氮持续或再次增高。

（二）鉴别诊断

1.呕血与咯血的鉴别　呕血的呕出物常为鲜红色或暗红色，或混有血凝块，若血液量少或在胃内停留时间长，呕吐物可呈咖啡渣样棕褐色，多伴有黑便。咯血常有相应肺部疾患，咯血前有喉痒、胸闷、咳嗽等不适，咯出物呈鲜红色，可混杂痰液或泡沫，此后有数日血痰，一般不伴有黑便。

2.口、鼻、咽喉部出血　询问病史和局部检查有助诊断。

3.食物引起的粪便变黑和隐血试验阳性　进食炭粉、含铁剂和铋剂的药物会加深粪便的颜色，但不至于呈柏油样，且粪便隐血试验阴性。进食红色肉类、动物肝脏或血制品会导致隐血试验阳性，询问病史并在素餐 3 天后复查隐血试验可资鉴别。

4.出血部位及病因的判断

（1）上、下消化道出血的区分：呕血和鼻胃管引流出血性液体提示存在上消化道出血。但鼻胃管引流出血性液体，哪怕引流出胆汁，也不能排除幽门以下的上消化道出血。黑便只表明血液在胃肠道内滞留至少 14 小时，上消化道和小肠出血都可表现为黑便。

（2）出血病因的判断：病史及体征是病因诊断的基础。慢性周期性发作伴有上腹部节律性疼痛提示消化性溃疡；有肝病史伴有周围血管体征者应考虑门脉高压、食管-胃底静脉曲张；机体应激后数小时即发生胃黏膜损伤，并出现较广泛的病变，引起呕血或便血，应考虑急性胃黏膜病变；剧烈呕吐、干呕和腹内压或胃内压骤然增高，造成贲门-食管远端的黏膜和黏膜下层撕裂而引起大量出血，可诊断为食管-贲门黏膜撕裂症；慢性消耗性体征伴有的持续大便隐血试验阳性，可能为消化道恶性肿瘤；各种消化系统血管瘤、动静脉畸形及胃黏膜下恒径动脉破裂出血（Dieulafoy病），主要表现为突然发生的呕血和柏油样大便，病势凶猛，而且常因病灶极小而隐匿，内镜下不易发现；如有黄疸及上腹部疼痛可能为胆道或胰腺疾病造成的上消化道出血。

（三）特殊检查

1.内镜　多主张在出血后24～48小时内进行，称急诊内镜检查，可同时进行内镜止血治疗。在急诊内镜检查前需先纠正休克、补充血容量、改善贫血。如有大量活动性出血，可先插胃管抽吸胃内积血，并用生理盐水灌洗，以免积血影响观察。内镜诊断正确率高达 80%～94%，并可根据出血表现区分活动性出血或近期出血。

2.X 线钡餐检查　可发现十二指肠降部以下肠段的病变如溃疡、憩室、息肉、肿瘤等，主要适用于患者有内镜检查禁忌证或不愿进行内镜检查者，对经内镜检查出血原因未明，怀疑病变在十二指肠降段以下小肠段，则有特殊诊断价值。应在出血停止和病情基本稳定数天后进行。

3.选择性血管造影　适用于急诊内镜检查未能发现病变者，选择腹腔动脉、肠系膜动脉或门静脉造影，可显示出血的部位，须于活动性出血时进行，且每分钟动脉出血量在 0.5ml 以上者才能显示造影剂自血管溢出，从而确定出血部位，并可酌情进行栓塞介入治疗。

4.放射性核素^{99m}Tc 标记红细胞扫描　方法简单，无损伤性，且适合于危重患者应用。但核素检查不能确定病变的性质。由于前几项检查基本上可明确上消化道出血的病因，因此临床上很少应用放射性核素检查。

（四）中医辨证要点

1.辨病证的不同　中医将急性消化道出血分为"吐血"和"便血"两类，吐血经呕吐而出，血色多为咖啡色或紫暗色，也可为鲜红色，夹有食物残渣，常有胃病史，多为上消化道出血，当下消化道出血出现血量明显增大或出血速度增快时，亦会出现吐血；便血为大便色鲜红、暗红或紫暗，甚至黑如柏油样，次数增多，上下消化道出血时均有便血的可能。

2.辨脏腑病变之异　同为吐血或便血,有病在胃、肠及病在肝、胰之别。

3.辨证候之虚实　一般病初多实,久病多虚;由胃火炽盛所致者属实,由脾气亏虚、气虚不摄甚至阳气虚衰所致者属虚。

五、急救处理

急性消化道出血的治疗包括维持正常的血流动力学循环和止血,止血的方法有药物治疗、内镜治疗和外科手术。

(一)一般急救处理

1.大出血应予卧床、禁食,保持呼吸道通畅、吸氧、避免窒息;建立通畅的静脉通道。

2.加强监护,严密观察心率、脉搏、血压等生命体征;评估出血量及病情严重程度。

3.简明扼要地采集病史和查体,并做血常规检查,查血型,必要时配血;查肝肾及凝血功能,年长者查心电图。对出血量、出血部位、出血严重性及可能的病因做出判断,以采取相应的急救措施。

(二)液体复苏、恢复血容量

根据失血量在短时间内补入足量液体,以纠正循环血容量的不足。常用液体包括生理盐水、等渗葡萄糖盐水、平衡液、血浆、红细胞或其他血浆代用品,大量出血应注意补钙。如在补足血容量的基础上,血压仍不稳定,可选用多巴胺等血管活性药物。

输血指征:收缩压<90mmHg,或较基础收缩压降低>30mmHg;血红蛋白<70g/L,血细胞比容<30%;心率>120次/分;血红蛋白降至70g/L以下时开始输血,目标水平为维持血红蛋白在70~90g/L。对同时期伴有缺血性疾病的患者(ACS、症状性外周血管病变、脑卒中或短暂性脑缺血发作)有可能在早期输血中获益。血小板计数水平对预测再出血及病死率的价值并不明显。

(三)药物止血

1.抑酸止血　在酸性pH环境时,凝血酶原时间和部分凝血酶原激酶时间进行性延长,血小板聚集功能受到抑制。在酸性环境下凝血块一旦形成,胃蛋白酶的蛋白溶解作用就会将其消化。临床常用质子泵抑制剂和H₂受体拮抗剂抑制胃酸分泌,提高胃内的pH值。

(1)质子泵抑制剂:埃索美拉唑80mg静脉推注后,以8mg/h的速度持续静脉泵入(滴注)；或奥美拉唑 80mg 静脉推注后，以 8mg/h 输注持续 72h；或泮托拉唑每次 40mg，1～2 次/天，静脉滴注。

(2)H$_2$ 受体拮抗剂：注射用法莫替丁 20mg 和生理盐水 20ml 静脉推注，每天 2 次；或雷尼替丁每次 50mg，稀释后缓慢静脉推注(超过 10min)，每 6～8 小时给药 1 次。H$_2$ 受体拮抗剂不能完全抑制胃酸分泌，特别是不能控制餐后胃酸分泌，难以达到理想的胃内 pH 环境。

2.减少胃肠道血流　通过减少内脏血流、降低门脉压力，直接减少胃肠道的血流，可对静脉曲张性上消化道出血起到止血作用。

(1)血管加压素(VP)或垂体后叶素：静脉滴注能选择性减少 60%～70% 的内脏动脉血流，通常首剂以 0.4～0.8U 作为负荷剂量，然后减半维持 12～24 小时，血止后以 0.1～0.2U/min 的速度静脉维持。也可通过腹腔动脉造影导管直接滴入。如再次出血可将剂量增至原剂量，使用过程中要注意副反应，必要时可与硝酸甘油合用。同类制剂甘氨酸加压素，为甘氨酰-赖氨酸的衍生物，注入体内后经酶分解，生成具有活性的 VP 并平稳释放，因此可加大剂量给药，且可避免单独使用垂体后叶素时所产生的副作用。

(2)生长抑素：可抑制胃酸分泌、抑制胃泌素和胃蛋白酶的作用、减少内脏血流、降低门脉压力，又能协同前列腺素对胃黏膜起保护作用，因此对消化性溃疡、急性胃黏膜病变出血具有良好的止血作用。生长抑素类似物奥曲肽，首剂 100μg，静脉注射，随后以 25～50μg/h 静脉维持。生长抑素首剂 250μg 静脉注射，后以 250μg/h 静脉维持 48～72 小时。

(四)内镜治疗

1.内镜下金属钛夹止血　是应用较为广泛的止血手段之一，具有迅速、准确、创伤小、并发症少等优点，选择合适的病例，由有经验的内镜医师与护士熟练操作，可以充分发挥其特点。

2.局部注射法　于出血病灶中及周边黏膜下注射 1∶10000 肾上腺素，通过局部压迫、收缩血管及促使血小板聚集等作用止血。也可用无水酒精或乙氧硬化醇注射。用于溃疡病出血、肿瘤出血、血管病变和食管-贲门黏膜撕裂症。

3.电凝、激光、微波止血　均需特殊的设备，用于一般内科治疗无效的患者。

六、中医治疗

(一)治疗原则

治火、治气、治血为"血证"的三大基本治疗原则。一曰治火，实火当清热泻火，虚火当滋阴降火;二曰治气,实证当清气降气,虚证当补气益气;三曰治血,如《血证论·吐血》说:"存得一分血,便保得一分命。"

(二)辨证论治

1.胃热炽盛证

主要证候:脘腹胀闷,甚则作痛,吐血色红或紫暗,常夹有食物残渣,口臭,便秘,大便色黑,舌质红,苔黄腻,脉滑数。

治法:清热泻火止血。

方药:三黄泻心汤加减。伴恶心呕吐者可加代赭石、旋覆花、竹茹;伴胃热伤阴者加石斛、天花粉。中成药可选用云南白药。

2.脾不统血证

主要证候:食少,体倦,面色萎黄,吐血缠绵不止,时轻时重,血色暗淡,神疲乏力,心悸气短,面色苍白,舌质淡,脉细弱。

治法:健脾益气止血。

方药:归脾汤加减。伴阳虚者加炮姜炭、制附子、代赭石。中成药可选用云南白药、归脾丸,或单味白及粉、三七粉分次服用。

3.气随血脱证

主要证候:呼吸微弱而不规则,昏迷或昏仆,汗出不止,面色苍白,口开目合,手撒身软,二便失禁,舌淡白,苔白润,脉微欲绝。

治法:益气止血固脱。

方药:甘草人参汤。中成药可选用云南白药、生脉注射液、参附注射液。

(三)其他疗法

1.针刺疗法

主穴:足三里、中脘、胃俞、内关。

胃热炽盛证:配以肝俞、内庭、行间。

脾不统血证:配以关元、气海、隐白。

气随血脱证:配以关元、命门、百会。

2.穴位敷贴　气随血脱证选神阙、涌泉进行穴位敷贴。

七、预防及调护

患者应安静休息,避免情绪波动,减少搬动及不必要的检查。呕血时应禁食,开始进食时给予流质或半流质食物,忌食粗糙食物。密切观察病情变化,做好气管插管、吸痰、机械通气等抢救准备。

第二节　急性胰腺炎

急性胰腺炎(AP)为胰酶消化自身胰腺及其周围组织引起的化学性炎症,是急诊临床较常见的胰腺疾病,也是消化系统常见的急腹症之一。其临床表现为急性起病,上腹疼痛,可有呕吐,发热,心率加快,白细胞上升,血、尿和腹水淀粉酶升高以及不同程度的腹膜炎体征。根据临床表现与累及的脏器分为轻症急性胰腺炎(MAP)与重症急性胰腺炎(SAP),临床上 AP 总体病死率为 5%～10%,其中 SAP占急性胰腺炎病例的 10%～20%,病情危重,并发症多,预后不良,死亡率高达 40%。

根据本病的病因、发病部位及临床特点,急性胰腺炎应属于中医学"腹痛"范畴,其基本病机为"不通则痛"。《金匮要略·腹满寒疝宿食病脉证治》对腹痛的辨证论治做了较为全面的论述,"病者腹满,按之不痛为虚,痛者为实,可下之。舌黄未下者,下之黄自去",开创了腹痛证治先河。《诸病源候论》始将腹痛独立辨证,对其病因、证候进行了详细表述,"凡腹急痛,此里之有病","由腑脏虚,寒冷之气客于肠胃膜原之间,结聚不散,正气与邪气交争,相击故痛"。《古今医鉴》更是针对各种病因提出不同的治疗法则,"是寒则温之,是热则清之,是痰则化之,是血则散之,是虫则杀之,临证不可惑也"。

一、病因与发病机制

(一)病因

引起胰腺炎的病因很多,最常见的是胆汁反流、十二指肠液反流、酒精中毒、高脂血症,此外暴饮暴食、外伤及手术、败血症、内分泌和代谢因素等均可导致该病的发生。

(二)发病机制

急性胰腺炎是胰腺消化酶被异常激活后对胰腺自身及周围脏器产生消化作用而引起的炎症性疾病,各种原因造成酶原不适时地提前激活是发生急性胰腺炎的始动因素,白细胞被过度激活后引起胰腺的损伤和活化胰酶的自身消化作用,造成微血管结构的破坏和微血管通透性的改变,引起全身炎症反应和胰腺缺血再灌注损伤。

二、中医病因病机

(一)病因

1.外感时邪　外感风、寒、暑、热、湿邪,侵入腹中,均可引起腹痛。伤于风寒则寒凝气滞,经脉受阻,不通则痛。若伤于暑热,或寒邪不解,郁而化热,或湿热壅滞,可致气机阻滞,腑气不通而见腹痛。

2.饮食不节　暴饮暴食,饮食停滞,纳运无力;过食肥甘厚腻或辛辣,酿生湿热,蕴蓄胃肠;或恣食生冷,寒湿内停,中阳受损,均可损伤脾胃,腑气通降不利而发生腹痛。其他如饮食不洁,肠虫滋生,攻动窜扰,腑气不通则痛。

3.情志失调　情志不遂,则肝失调达,气机不畅,气机阻滞而痛作。《证治汇补·腹痛》谓:"暴触怒气,则两胁先痛而后入腹。"若气滞日久,血行不畅,则瘀血内生。

4.阳气素虚　素体脾阳亏虚,虚寒中生,渐致气血生成不足,脾阳虚馁而不能温养,出现腹痛,甚至病久肾阳不足,相火失于温煦,脏腑虚寒,腹痛日久不愈。

此外,跌仆损伤,络脉瘀阻;或腹部术后,血络受损,亦可形成腹中血瘀,中焦气机升降不利,不通则痛。

(二)病机

腹痛病理因素主要有寒凝、火郁、食积、气滞、血瘀。病理性质不外寒、热、虚、实四端。总之,本病的基本病机为脏腑气机阻滞,气血运行不畅,经脉痹阻,不通则痛。

三、临床表现

(一)一般临床表现

1.急性腹痛　为主要症状,突然发生,疼痛剧烈,位于上腹部正中偏左。胆源性急性胰腺炎开始于右上腹,并向左肩、左腰背部放射。

2.腹胀　与腹痛同时存在,腹胀较重时表现为腹内高压,严重时可引起脏器功能障碍,被称为腹腔间隔室综合征,常见于重症急性胰腺炎。

3.恶心、呕吐　发作早,频繁,呕吐后不能使腹痛缓解。

4.发热　在急性胰腺炎早期,多为中度发热,胆源性急性胰腺炎伴有胆道梗阻者,可见高热、寒战。

5.黄疸　部分患者有黄疸,程度一般较轻,常提示胆道梗阻存在。

6.休克和脏器功能障碍　重症急性胰腺炎者可能出现休克和脏器功能障碍。

（二）体征

1.**压痛** MAP 患者有腹部的深压痛，但与患者自觉症状不成比例；SAP 可出现肌紧张、压痛、反跳痛等腹膜刺激征。

2.**腹部包块** 10％～20％的患者可在其上腹部扪及块状物。块状物常为急性胰腺假囊肿或胰腺脓肿，一般见于起病后 4 周或 4 周后。

3.**假性肠梗阻** 大多数患者有持续 24～96 小时的假性肠梗阻。

4.**皮下瘀斑** 出现在 SAP 患者两肋部者，称为 Grey-Tuner 征；出现在脐部者，称为 Cullen 征。发生率约占 SAP 患者的 3％。

四、诊治要点

（一）诊断

1.急性发作的上腹痛伴有上腹部压痛或加上腹膜刺激征。

2.血、尿和（或）腹水、胸水中淀粉酶升高达到实验室标准。

3.影像学（超声、CT 等）或手术发现胰腺炎症、坏死等改变。

具备上述第 1 项在内的 2 项以上标准，并排除其他急腹症后诊断即可成立。

（二）实验室检查

1.**淀粉酶测定** 其对 AP 的诊断敏感性达 94％，特异性达 95％。血清淀粉酶超过正常值 3 倍可确诊为本病。血清淀粉酶在起病后 6～12 小时开始升高，48 小时开始下降，持续 3～5 天。血清淀粉酶持续增高要注意病情反复、并发假性囊肿或脓肿、疑有结石或肿瘤、肾功能不全、巨淀粉酶血症等。

2.**血清脂肪酶活性测定** 常在起病后 24～72 小时开始升高，持续 7～10 天。血清脂肪酶活性测定具有重要临床意义，尤其当其活性开始下降至正常，或其他原因引起血清淀粉酶活性增高时，血清脂肪酶活性测定有互补作用。

3.**血、尿胰蛋白酶原测定** AP 时，血清胰蛋白酶较正常值高 10～40 倍，且在 AP 发病 30 分钟即开始升高，持续 5～7 天，待病情好转时胰蛋白酶下降缓慢。因此，胰蛋白酶对 AP 的早期诊断、延期诊断及血清淀粉酶不增高的 AP 患者的诊断均有裨益。

4.**血清标志物** C-反应蛋白（CRP）是组织损伤和炎症的非特异性标志物，有助于评估与监测 AP 的严重性。发病 72 小时后 CRP>150mg/L 提示胰腺组织坏死。动态测定血清白细胞介素-6 水平升高提示预后不良。

5.**生化检查** 一过性血糖升高常见，可能与胰岛素释放减少和胰高血糖素释放增加有关。持续的空腹血糖>10mmol/L 提示胰腺坏死，预后不良。暂时性低钙血症(<2mmol/L)常见于 SAP,低血钙程度与临床严重程度平行,若血钙<1.5mmol/L提示预后不良。

6.超声检查 在 MAP 时,B 超扫描可显示出胰腺呈弥漫性、均匀地增大,外形饱满,界限模糊,内部回声减弱,但比较均匀,也可表现为胰腺局部肿大。SAP 时,胰腺实质肿胀,失去正常的形态,内部回声不规则,可表现为回声减弱或增强,或出现无回声区,回声的改变取决于胰腺坏死或内出血情况。

7.腹部 CT 增强 CT 扫描能确切地显示胰腺的解剖结构,可确定急性胰腺炎是否存在及其严重程度以及有无局部并发症,鉴别囊性或实性病变,判断有无出血坏死,评价炎症浸润的范围。有助于 MAP 和 SAP 的鉴别及预后判断。

8.胸腹部 X 线检查 SAP 常有上腹部密度增加,横膈升高,胃扩张,十二指肠液平面和扩张,局限性肠胀气,甚至显示麻痹性肠梗阻之影像。

(三)中医辨证要点

1.辨腹痛性质 腹痛拘急,疼痛暴作,痛无间断,坚满急痛,遇冷痛剧,得热则减者,为寒痛;痛在脐腹,痛处有热感,时轻时重,或伴有便秘,得凉痛减者,为热痛;腹痛时轻时重,痛处不定,攻冲作痛,伴胸胁不舒,腹胀,嗳气或矢气则胀痛减轻者,属气滞痛;少腹刺痛,痛无休止,痛处不移,痛处拒按,经常夜间加剧,伴面色晦暗者,为血瘀痛;因饮食不慎,脘腹胀痛,嗳气频作,嗳后稍舒,痛甚欲便,便后痛减者,为伤食痛。暴痛多实,伴腹胀、呕逆、拒按等;久痛多虚,痛势绵绵,喜揉喜按。

2.辨腹痛部位 胁腹、少腹痛多属肝经病证;脐以上大腹疼痛,多为脾胃病证;脐以下小腹痛多属膀胱及大小肠病证。

五、急救处理

(一)MAP

MAP 以内科治疗为主。

1.抑制胰腺分泌

(1)禁食及胃肠减压:可减少胰腺分泌,在经过 4～7 天,当疼痛减轻,体温正常,血象和血、尿淀粉酶降至正常后,即可先给予少量无脂流食,并据病情逐渐增加低脂低蛋白饮食。

(2)抑制胃酸分泌:抑制胃酸分泌以保护胃黏膜及减少胰腺分泌。

(3)生长抑素及类似物:在 AP 早期应用,能迅速控制病情、缓解临床症状,使血淀粉酶快速下降并减少并发症,缩短住院时间,提高治愈率。

2.抑制胰酶活性,减少胰酶合成

(1)抑肽酶:抑制肠肽酶,应早用,剂量宜大,疗程一般为1～2周。

(2)加贝酯:为非肽类蛋白分解酶抑制剂,对胰蛋白酶、血管舒缓素、磷脂酶 A_2 等均有较强的抑制作用。

(3)乌司他丁:为蛋白酶抑制剂,可以抑制胰蛋白酶等各种胰酶,并有稳定溶酶体膜、抑制溶酶体酶的释放、抑制心肌抑制因子产生和炎性介质的释放的作用。

3.镇痛 急性重症胰腺炎患者常有明显疼痛,甚至可因疼痛而引起休克,常用药物有 654-2、哌替啶等。

4.抗生素的应用 对于非胆源性 MAP 不推荐常规使用抗生素,对于胆源性 MAP 或 SAP 应常规使用抗生素。胰腺感染的致病菌主要为革兰阴性菌和厌氧菌等肠道常驻菌。抗生素的使用应遵循以下三大原则:抗菌谱以革兰阴性菌和厌氧菌为主,脂溶性强,能有效通过血胰屏障。

5.静脉补液 积极补足血容量,维持水、电解质和酸碱平衡。

（二）SAP

SAP 必须采取综合救治措施,在上述 MAP 治疗的基础上还应采取以下措施。

1.监护 SAP 应入 ICU 监护治疗,目的是纠正水、电解质紊乱,支持治疗,防止局部及全身并发症。

2.抗休克 应给予白蛋白、血浆及其代用品应用,维持水、电解质和酸碱平衡。

3.营养支持 早期一般采用全胃肠外营养,如无梗阻,应尽早进行空肠插管,过渡到肠内营养。

4.应用广谱高效抗生素 宜选用第三代头孢菌素或硫霉素类药物,尽早应用,并至少维持 14 天。

5.生长激素和生长抑素联合疗法 外源性生长激素可以通过促进肠上皮的增生、维持肠黏膜屏障的完整性而防止肠道内细菌移位的发生。

6.预防和治疗肠道衰竭 对于 SAP 患者,应密切观察其腹部体征及排便情况,监测肠鸣音的变化,并及早给予促进肠道动力药物等以预防肠道衰竭。

7.手术治疗 坏死胰腺组织继发感染者在严密观察下考虑外科手术。对于重症病例,主张在重症监护和强化保守治疗的基础上,经过 72 小时,患者的病情仍未稳定或进一步恶化是进行手术治疗或腹腔冲洗的指征。

8.内镜治疗 对疑有胆源性胰腺炎的患者实行早期(发病后 24～72 小时)经内镜逆行性胰胆管造影术检查及治疗,其首选治疗是内镜下行 Oddi 括约肌切开或放置鼻胆管引流,条件许可时行胆管结石清除,使胆管引流通畅,减少胆汁反流。

六、中医治疗

（一）治疗原则

以疏肝理气、清热利湿、通里攻下、活血化瘀解毒、扶正祛邪为基本治则。

（二）辨证论治

1.气机郁滞证

主要证候：脘腹疼痛，胀满不适，痛引两胁，时聚时散，攻窜不定，舌淡红，苔薄白，脉弦。

治法：疏肝理气，通腑止痛。

方药：柴胡疏肝散加减。大便不通者加大黄、厚朴；腹胀满甚者加枳实，大腹皮；呕吐者加姜竹茹、代赭石；食积者加莱菔子、焦山楂、神曲。

2.湿热积滞证

主要证候：腹部胀痛，痞满拒按，胸闷不舒，烦渴喜冷饮，大便秘结，或溏滞不爽，身热自汗，小便短赤，舌质红，苔黄燥或黄腻，脉滑数。

治法：通腑泄热，行气导滞。

方药：大承气汤加减。呕吐者加竹茹、代赭石；发热重者加蒲公英、金银花、败酱草。

3.腑实热结证

主要证候：腹痛剧烈，甚至从心下至少腹痛满不可近，胃脘痞满，恶心呕吐，日晡潮热，口干口渴，小便短赤，舌质红，苔黄厚或黄腻，脉洪大或滑数。

治法：清热通腑攻下。

方药：大柴胡汤合大承气汤加减。

4.瘀热（毒）互结证

主要证候：腹部刺痛拒按，痛处不移，或可扪及包块，或皮肤青紫有瘀斑，发热夜甚，口干不渴，小便短赤，大便燥结，舌质红或有瘀斑，脉弦数或涩。

治法：清热泻火，祛瘀通腑。

方药：泻心汤或大黄牡丹汤合隔下逐瘀汤加减。腹部有包块加穿山甲、皂角刺，或三棱、莪术；热重者加金银花、蒲公英、连翘、板蓝根。

5.内闭外脱证

主要证候：脐周剧痛，呼吸急促，面色苍白，肢冷搐搦，恶心呕吐，身热烦渴多汗，神志不清，大便不通，小便量少甚或无尿，舌质干绛，苔灰黑而燥，脉沉细而弱。

治法：通腑逐瘀，回阳救逆。

方药:小承气汤合四逆汤加减。

(三)其他疗法

1.中药灌肠　依据中医辨证论治原则拟定中药灌肠方,每日 2 次灌肠。可有效防止肠功能衰竭及细菌移位,提高临床疗效,减少并发症。

2.针灸治疗　常用穴为足三里、下巨虚、内关、胆俞、脾俞、胃俞、中脘等。一般采用强刺激,也可采用电刺激。临床尚可酌情选取公孙、神阙、天枢、合谷、章门、气海、内庭、阳陵泉、期门、膈俞、血海、太冲、膻中等穴,以增强疗效。

3.中药外敷　用芒硝、金黄散等于腹部外敷,每日 2 次,必要时可增加次数,以保护胰腺、减少渗出。

第三节　急性重症胆管炎

急性重症胆管炎(ACST),又名急性梗阻性化脓性胆管炎(AOSC),泛指由阻塞引起的急性化脓性胆道感染,临床以右上腹疼痛、畏寒发热、黄疸、休克及精神异常症状为主要表现,常伴发肝脓肿、多器官衰竭等并发症,是胆道外科患者死亡的最重要、最直接的原因。急性重症胆管炎最常见的原因是胆总管结石,还有胆道蛔虫,胆道良性狭窄,吻合口狭窄、肿瘤等。

急性重症胆管炎好发于 40~60 岁,临床特点是发病急骤,进展迅速,病势凶险,患者可在发病后 2h 内死亡,其病死率约占 20%~23%,非手术病例病死率可高达 70%。其中,老年人的病死率明显高于其他年龄组。

本病属于中医"胁痛""黄疸""结胸发黄""热厥"等范畴。

【病因病理】

(一)西医病因病理

胆管梗阻是本病发病的直接原因,梗阻的部位以胆总管下端最多见,也可在肝内胆管。常见胆管梗阻原因如下。

1.胆总管结石　最常见,占 80%以上,可分为原发性胆管结石和继发性胆管结石,临床以原发性胆管结石和肝内胆管结石为主。胆囊结石一般不引起胆管炎,只有位于胆囊颈部的结石和胆囊管结石嵌顿,压迫肝总管和胆总管引起胆道梗阻,继发细菌感染而发生急性化脓性胆管炎。胆管炎症状的轻重与胆管结石的数目和结石的大小不成比例,但与胆道梗阻的程度和细菌的毒力有密切的关系。

2.胆道寄生虫　为引起急性重症胆管炎的又一个常见原因,其中最常见的是胆道蛔虫症。胃肠功能紊乱、饥饿、驱虫治疗不当或胃酸缺乏的患者,蛔虫容易钻入胆道；另外，蛔虫喜欢碱性环境，并有钻孔的习性，因此，肠道蛔虫很容易进入胆道，引起胆道不完全性梗阻，同时刺激 Oddi 括约肌，引起括约肌痉挛，进一步加重胆道梗阻。

3.肿瘤 是引起急性重症胆管炎的重要原因，主要是胆道及壶腹周围的肿瘤，以恶性肿瘤居多。肿瘤的生长引起胆道梗阻，胆汁排泄不畅，淤积的胆汁继发细菌感染而引起。

4.胆道狭窄 常见胆总管下端狭窄，肝门部胆管、肝内胆管狭窄、医源性胆管损伤及先天性胆管囊状扩张症等。狭窄可以是一处，也可以有多处。狭窄的轻重程度不等，在狭窄的上段胆管扩张，多伴有结石存在。胆管狭窄造成胆汁排泄不畅，容易招致细菌感染引起急性化脓性胆管炎。

5.其他 目前胆道感染的致病菌常是混合性细菌感染，以需氧革兰阴性杆菌检出率最高，其中以大肠埃希杆菌、变形杆菌、铜绿假单胞菌和克雷伯杆菌最多；革兰阳性球菌中以粪链球菌和葡萄球菌较多；胆汁中厌氧细菌的感染尤其多见，其中以脆弱杆菌为主。胆汁中细菌的来源主要是上行性感染，即肠道细菌经十二指肠进入胆道；也可以通过血路感染，主要通过门静脉，见于肠炎、坏疽性阑尾炎等疾病；身体其他部位的化脓性感染灶也可以通过血循环引起肝脓肿和胆道感染。

急性重症胆管炎以胆道的梗阻和感染为病理基础。当胆道梗阻时，进入胆道的少量细菌便可迅速繁殖起来，形成化脓性感染。其病理生理变化中，胆道内高压、大量细菌和毒素等引起胆源性败血症及脓毒败血症，不仅导致肝内外胆管壁及邻近肝组织发生弥漫性化脓性炎症，而且可经肝静脉进入体循环引起全身性化脓性感染和多脏器功能损害。

(二)中医病因病机

1.饮食不节 虫卵或虫体误食，蛔虫阻塞胆道，腑气不通，胆液不得宣泄，致肝胆郁滞；或暴饮暴食，饱食肥甘厚腻，或酗酒无度，皆可损伤脾胃，积滞中焦，湿郁生热，或煎熬胆汁，聚而为石，使肝胆疏泄失常，胆腑不通。

2.情志失调 忧思暴怒，可致肝胆气机郁结，升降失常，失其条达疏泄，胆汁通降不畅。

本病病机主要为邪阻胆腑，胆汁外溢。病位在肝胆，与脾胃关系密切，病性多属虚实夹杂，其早期以邪实为主，疾病演变迅速。肝胆有经脉络属而互为表里，肝主疏泄，性喜条达，胆为中精之腑，其性刚直，主胆汁输藏，以通降疏泄为顺。饮食不节、情志不畅等因素直接造成肝胆气血郁滞不通，或伤及脾胃，借肝胆与脾胃是土木乘克关系，影响肝胆疏泄，终成邪阻胆腑，"不通则痛"，故而脘胁疼痛为本病主要症状。气郁而致血瘀,血瘀作痛故痛有定处,甚则瘀积成块。湿浊熏蒸,内郁化热,胆汁外溢,则为黄疸。湿热火毒弥漫三焦,充斥表里上下,则发为高热。气郁、血瘀、湿热搏结不散,则血败肉腐,蕴而成脓,脓毒积聚,热毒炽盛,入营动血,上扰清窍,正伤邪陷,可出现热厥及亡阴亡阳之危候。

【临床表现】

大多数患者有反复发作的胆道病史,部分患者可能有胆道手术史。临床起病急剧,发展迅速。根据患者胆管梗阻的部位、程度及胆道感染轻重的差异,其临床表现也不相同。

(一)急性胆道感染

1.腹痛 表现为右上腹或剑突下疼痛,疼痛呈持续性并有阵发加剧,向右侧肩背部放射,常伴恶心呕吐。腹痛性质随病因而异,结石、蛔虫所致为剧烈绞痛;胆管狭窄、肿瘤引起者多为右上腹或肝区剧烈胀痛。

2.寒战发热 约90%的患者有高热,多为弛张热,伴有寒战。体温常在39℃以上,最高可达41℃。少数病情较重的患者可出现体温不升,寒战可随着全身毒血症的加重而减轻。

3.黄疸 绝大多数患者有轻重不同的黄疸,黄疸随病程的长短及梗阻部位而异,病程长者多有明显黄疸;病程短,或一侧肝管阻塞者黄疸可能较轻或无黄疸。黄疸的程度与患者临床症状的严重程度不一致,同诊断及预后不成正比。

临床将上腹部剧烈疼痛,寒战高热和黄疸称为 charcot 三联征,是本病典型的临床表现。

本病体检多有右上腹或剑突下触痛、腹肌紧张及反跳痛。可有胆囊肿大、肝肿大和肝区叩击痛。约20%由一侧肝管或肝内小胆管高位梗阻引起的患者,多无典型胆道感染症状。

(二)感染性休克

主要表现为烦躁不安,皮肤发绀、厥冷,尿量减少,呼吸浅快,血压下降,收缩压<90mmHg,脉搏>100次/分。休克可发生于发病后数小时至数日内,部分病例在整个病程中不发生休克。

(三)精神异常

随着病情的加重,大多数患者在休克发生前后出现中毒性脑病表现,如软弱乏力、反应迟钝、精神萎靡、嗜睡或烦躁不安、谵妄,甚至昏迷等,这些征象一般均预示有血流感染或临近休克可能。严重者可在发病数小时内死亡。

急性重症胆管炎患者,临床除 charcot 三联征表现外,还伴有休克及精神异常症状者,称为 Reynolds 五联征。

【实验室检查】

1.血常规 多数病例白细胞计数明显升高,伴有明显的中性粒细胞升高及核左移,胞浆内出现中毒性颗粒,重者可呈类白血病反应。在重症病例或继发胆源性败血症时,白细胞计数可低于正常。血小板计数降低,最低可达$(10\sim20)\times10^9$/L,表示预后严重。

2.生化检测 血清总胆红素、直接胆红素明显增高,尿胆红素阳性。肝功能损害时,谷丙转氨酶(ALT)、碱性磷酸酶(ALP)可升高。二氧化碳结合力可明显下降时,提示可能存在代谢性酸中毒。血清淀粉酶可升高。

3.病原学检查 在寒战、发热时采血作细菌培养,常呈阳性。细菌种类和胆汁中的一致,最常见细菌为大肠埃希杆菌、克雷伯杆菌、假单胞菌、肠球菌和变形杆菌等。

4.超声波检查 是诊断急性重症胆管炎的主要辅助检查方法,可发现结石阻塞部位的胆管和(或)肝内胆管扩张,并可了解胆囊的大小、肝脏大小和有无肝脓肿形成等。

5.胆道造影 行经皮肝穿刺胆管造影(PTC),并可兼行经皮肝穿刺胆管引流(PTCD),明确胆管扩张及梗阻的部位和原因。如胆囊胀大,可行胆囊穿刺置管造影,以了解胆管病变的程度及梗阻的部位,并可做引流。纤维十二指肠镜逆行胰胆管造影(ERCP)可在本病间歇期施行。

6.其他 胸部 X 线透视可见膈肌活动受限,肋膈角模糊不清。CT、MRI 检查能显示肝脏大、肝内胆管及胆总管扩张,胆管内结石、虫体及肿瘤的影像。

【诊断与鉴别诊断】

(一)诊断要点

急性重症胆管炎诊断:①右腹及右上腹痛、寒战、高热、黄疸,即 charcot 三联征;B 超见胆管梗阻近端扩张。出现感染性休克。②出现精神异常。③体温≥39℃或≤36℃。④脉率≥120 次/min。⑤白细胞计数≥20×10^9/L。⑥胆汁呈脓性伴胆管内压明显升高。⑦血培养阳性。

患者在出现急性胆管炎表现①的基础上,加②或③～⑦中任何两项,即可诊断急性重症胆管炎。

(二)鉴别诊断

1.急性胰腺炎 本病多有饮食不节、情绪波动、酗酒及胆石病等病史。主要临床表现为剑突下或中上腹胀痛、恶心呕吐,有时伴有黄疸。血或尿淀粉酶明显升高。B超及CT检查有助于疾病的鉴别。

2.肝脓肿　患者因有右上腹痛、发热及消化道症状,与急性胆系感染相似。但肝脓肿患者肝大、肝区触痛明显,有全身消耗症状表现。B超检查常可发现脓肿的液性暗区,B超引导下行诊断性肝穿刺有助于确诊。

3.胃、十二指肠溃疡急性穿孔　常有溃疡病史,可有腹痛,呕吐,腹部压痛明显,腹肌紧张呈板状,肝浊音界缩小或消失,X线腹部检查可见膈下游离气体。

4.其他　本病在发病初期临床表现不典型时,还需与右下大叶性肺炎、右侧胸膜炎、急性病毒性肝炎、高位阑尾炎穿孔等疾病进行鉴别。影像学检查对本病有较高的辅助诊断价值,可首选B超、CT及MRI检查,可显示肝脏大、肝内胆管及胆总管扩张,胆管内结石、虫体及肿瘤的影像。还可进行逆行胰胆管造影及经皮肝穿刺胆管造影,可准确地显示梗阻的部位及结石、虫体、肿块等,但要注意防范介入检查引起加重损伤、感染等风险。

【治疗】

(一)治疗原则

本病的治疗原则是解除胆道梗阻、抗感染和纠正休克3个方面,其中及时解除梗阻是治疗的关键。手术是解除梗阻的重要方法。中药治疗以泻热、通下、利胆为主。中西医结合药物治疗既是手术前后的支持、准备和补充的手段,也是积极的非手术抢救措施。经中西医结合非手术治疗数小时后病情明显好转者,可争取继续非手术疗法,反之则应立即手术,莫失时机。

(二)西医治疗

1.一般治疗　保持呼吸道通畅,吸氧,物理降温,严密观察生命体征和尿量的变化。急性化脓性胆管炎患者多有脱水,应适当补充液体,维持水、电解质平衡。

2.抗休克

(1)扩容:输入乳酸钠林格液、低分子右旋糖酐、血浆等,以提高有效循环量。扩容后血压仍未见回升,可使用血管活性药物,常用间羟胺及多巴胺等。多巴胺是一种选择性血管扩张药物,可使内脏小动脉,特别是肾小动脉和冠状动脉扩张,但皮肤及肌肉的小动脉轻度收缩,在心搏出量降低、尿量减少时常用此药。

(2)纠正酸中毒:纠正酸中毒主要依靠扩充血容量,恢复组织的血液灌注及清除代谢产物。根据病情,可给5%碳酸氢钠静脉滴注。

(3)肾上腺皮质激素的应用:经过积极处理后,感染难以控制,中毒症状仍明显者,在应用足量敏感抗生素的前提下,按病情需要每日常用氢化可的松200～300mg静脉滴注,或地塞米松10～20mg静脉滴注,一般不超过3天。激素可改善毛细血管通透性,减少炎症反应,对内毒素休克能解除血管痉挛,改善微循环,增强血管壁对升压药物的反应。

(4)防治心肾衰竭:扩容维持足够回心血量,如并发心衰,可用毛花苷 C 0.4mg 稀释后静脉注射,以加强心肌收缩力。需维持正常血容量、心排出量和血压,以保证肾脏血流的灌注。对适度补液后尿量仍不增加者,应静脉滴注 20% 甘露醇 250ml 或呋塞米 40mg。如已发生肾衰,应立即限制入水量,必要时作腹膜或血液透析。

3.抗感染 胆道感染选用抗生素的原则是根据抗菌谱、毒性反应、药物在血液中浓度及胆汁中排出多少而选择。抗生素一般主张早期、足量、长程、联合用药,并注意结合胆汁、细菌培养及药敏结果及时调整。但在细菌培养前,抗生素的选择主要根据临床经验及胆汁中最常见的细菌情况而采取联合用药的方法,包括抗需氧菌和厌氧菌的药物。需氧菌主要是大肠埃希杆菌,可选用庆大霉素、妥布霉素、广谱青霉素或者第二、三代头孢菌素(如头孢曲松、头孢哌酮等,以及喹诺酮类抗生素及碳青霉烯类)。甲硝唑对厌氧菌有较强的杀菌作用,抗菌谱广,胆汁中浓度高,应联合应用。

4.降低胆道内压力 胃肠减压可以减轻腹胀、呕吐以及对胆汁分泌的刺激。在诊断明确后可给予止痛解痉药,使 Oddi 括约肌松弛,以减轻胆总管下端痉挛梗阻,可肌注阿托品、山莨菪碱或哌替啶。非手术胆道减压引流术如 PTCD 和经内窥镜鼻胆管引流术(ERBD)可有效降低胆道内压力,除重症患者需经纠正休克后施术外,一般一经确诊后即可施行该手术。也可用纤维内窥镜经十二指肠切开 Oddi 括约肌,术后加用胆道排石汤治疗结石所致的急性重症胆管炎。

5.手术治疗 对病情较严重患者,应积极及早手术治疗。手术目的是解除胆道梗阻,降低胆道压力,引流脓性病灶,控制胆道感染。手术原则是力求简单、安全,又能解决问题。手术指征包括:①经非手术治疗 12～24h 后病情仍无改善者。②休克出现较早且发展较快,难以纠正者。③病情一开始就较严重,全身中毒症状重并伴有较深黄疸者。手术方式采用切开胆总管减压并引流胆管术,术中冲洗肝内外胆管,吸出脓液减轻中毒症状。选择合适的 T 形管引流以备术后取石,胆总管结石应力争取净。

6.内镜治疗 急诊内镜胆道减压引流,包括十二指肠乳头括约肌切开术(EST)并取石,或经鼻胃管或内镜导管(鼻胆管)引流胆汁(ENBD),或者 EST 后置入支架;非手术治疗 24～36h 无效或病情加重者;年龄较大,伴发病较多或重,手术麻醉风险较大者;有多次胆道手术史者。相对于外科手术治疗,内镜治疗具有创伤小,只需局部麻醉,操作时间短,并发症少,易于控制,无需开腹手术,术后恢复快,对患者生理打击小,能迅速解除梗阻,患者容易接受等众多优势,尤其适合年老体弱不能耐受手术者。

(二)中医治疗

1.辨证论治

(1)肝胆郁滞证

证候:上腹部疼痛,寒热交作,目身发黄,腹部胀满,口苦咽干,胸闷嗳气,食欲缺乏,舌质红,苔薄白,脉弦紧或弦细。

治法:疏肝理气,清热利胆。

方药:柴胡疏肝散(《景岳全书》)加减。柴胡、白芍、枳壳、郁金、茵陈、黄芩、栀子、鸡内金、元胡、竹叶、陈皮、木香、甘草。

(2)湿热蕴结证

证候:上腹胀痛或绞痛,胸胁胀满,口苦咽干,恶心呕吐,不思饮食,高热畏寒或寒热往来,身目发黄,尿赤便结,舌红,苔黄腻,脉弦滑数。

治法:清热利湿,利胆退黄。

方药:茵陈蒿汤(《伤寒论》)加减。栀子、茵陈、大黄(后下)、柴胡、黄芩、法半夏、木香、郁金、虎杖、车前草、金钱草。

可选用茵栀黄注射液,每次 30～50ml,加入等渗溶液 250～500ml 内,静脉滴注,每日 1 次。

(3)热毒内炽证

证候:脘胁剧痛,寒战高热,全身晦黄,烦渴呕恶,腹部胀满拒按,尿少如茶,大便燥结,甚则神昏谵语,舌质红绛,苔干枯或黄糙,脉弦数或沉细。

治法:清热解毒,通里泻下。

方药:大柴胡汤(《伤寒论》)合大承气汤(《伤寒论》)加减。柴胡、黄芩、大黄(后下)、夏枯草、黄连、紫花地丁、广木香、姜半夏、白芍、甘草、芒硝(冲服)。

可选用清开灵注射液 40ml 或醒脑静注射液 20ml,加入 5％葡萄糖液 250ml 中静脉滴注,每日 1 次。

(4)热入营血证

证候:面色苍黄,身热夜甚,烦躁不安,恍惚嗜睡,或神昏谵语,小便不利,甚至无尿,四肢厥逆,唇指发绀,或见斑疹隐隐,呕血便血,舌质红绛,苔黄干而厚.或黑起芒刺,脉沉细疾数,甚者伏微欲绝。

治法:清热凉血,解毒开窍。

方药:犀角地黄汤(《备急千金要方》)合生脉散(《内外伤辨惑论》)加减。犀角、生地、丹皮、赤芍、人参、麦冬、五味子。配合鼻饲紫雪丹或安宫牛黄丸、至宝丹。

阴伤甚者,宜益气养阴,用参麦(生脉)注射液 50ml 加入 5%葡萄糖液 250ml 中静脉滴注;若呼吸微弱,大汗淋漓出现阳脱时,宜扶阳救脱,用四逆汤(《伤寒论》),或用参附注射液 50ml 加入 5%葡萄糖液 250ml 中静脉滴注;DIC 倾向者,加用丹参、川芎,或用丹参注射液 20ml 加入 5%葡萄糖液 250ml 中静脉滴注,以活血化瘀,疏通微循环。

2.专病专方

(1)茵陈蒿汤(《伤寒论》)合黄连解毒汤(《外台秘要》):以此合方为基础方随证加减,功能清热解毒、通里攻下。每日 1~2 剂,分次煎服或由胃肠减压管注入,保持大便次数每日 3~4 次以上,驱邪同时勿忘扶正。

(2)利胆排石片(《中华人民共和国药典》1985 年版):功能疏肝清热利胆。每次口服 8~10 片,每日 3 次。

3.针灸治疗

(1)体针:主穴为阳陵泉、胆俞、足三里。配穴:呕吐加内关,腹痛甚加上脘、中脘,高热加曲池、内庭,黄疸加至阳,出现休克加涌泉、人中、十宣。手法:强刺激。每日 3 次,每次留针 20~30min。

(2)耳针:穴位选胰、胆、肝、交感、神门、十二指肠。取上述压痛明显的 2~3 个穴位强刺激。留针 30min,每日 2 次。出现休克加取皮质下、内分泌、肾上腺等穴位。

【预防与调护】

1.积极有效地治疗胆道梗阻、胆汁淤滞以及细菌侵入而致本病发生的诱发因素,如胆管结石、胆道寄生虫、肿瘤、胆道狭窄、胰腺炎等。

2.急性期应禁食,胃肠减压,并予静脉补液,防止水与电解质失调及酸碱平衡紊乱。病情缓解后可进食清淡而富有营养的流质、半流质食物。

3.应实施重症监护,密切观察生命体征和液体出入量,动态进行腹部检查,保持大便通畅,定时翻身,以防褥疮。

第四节　急性肠梗阻

肠梗阻是由于各种原因引起肠腔内容物通过障碍的一组疾病。是常见的急腹症之一,以腹痛、腹胀、呕吐、肛门停止排气排便为主要临床表现。90%的肠梗阻发生于小肠,除引起肠管本身解剖和功能上的改变外,可导致全身性生理功能紊乱。病情复杂多变,严重的绞窄性肠梗阻如治疗不及时,可并发中毒性休克或多脏器功能障碍综合征,病死率达10%。

肠梗阻属于中医"关格""结胸"和"肠结"等范畴。

【病因病理】

(一)西医病因病理

1.病因与分类　　由于肠梗阻是多种不同复杂因素所造成的,并且又可发生在肠管的不同部位,故可以把肠梗阻分为以下多种类型。各种类型的肠梗阻在一定条件下亦可相互转化。

(1)按发生的基本原因分类:可分为机械性肠梗阻、动力性肠梗阻和血运性肠梗阻。

1)机械性肠梗阻:最为常见,90%以上肠梗阻是由于机械因素而使肠腔狭窄,甚至完全阻塞引起肠内容物通过障碍。其原因有:①肠腔堵塞:如蛔虫团、粪块、异物、结石等;②肠壁病变:如炎症性狭窄、肠肿瘤、肠套叠、先天性肠道闭锁等;③肠管受压:如肠管扭转、粘连带压迫、嵌顿疝、肠道外肿瘤压迫等。

2)动力性肠梗阻:亦称神经性肠梗阻,是由于神经反射或毒素引起肠壁肌功能紊乱,如肠蠕动丧失或肠管痉挛,导致肠内容物不能正常运行,但无器质性的肠腔狭窄。可分为:①麻痹性肠梗阻:常因急性弥漫性腹膜炎、腹部大手术、低血钾等引起。②痉挛性肠梗阻:较少见。多为暂时性的,如肠道功能紊乱和慢性铅中毒引起的肠痉挛。

3)血运性肠梗阻:由于肠系膜血管血栓形成或栓塞,引起肠管血循环障碍,继而发生肠麻痹,肠内容物不能运行,甚至出现肠坏死与肠穿孔。

(2)按肠壁有无血运障碍分类:可分为单纯性肠梗阻、绞窄性肠梗阻。

1)单纯性肠梗阻:只有肠内容物通过受阻,而无肠管血运障碍者。

2)绞窄性肠梗阻:肠梗阻同时伴有肠壁血运障碍,可因肠系膜血管受压,血管内血栓形成、栓子栓塞或肠管高度扩张所致。

(3)按梗阻部位不同分类:可分为高位肠梗阻(如空肠上段)、低位肠梗阻(如回肠末段和结肠)。

(4)按梗阻程度分类:可分为完全性肠梗阻和不完全性肠梗阻。

(5)特殊类型肠梗阻:闭袢性肠梗阻是一种较为特殊的类型,系指一段肠袢两端完全阻塞,如肠扭转、嵌顿疝、结肠肿瘤(因回盲瓣的关闭)等。

2.病理　　不同类型、部位及程度的肠梗阻,可出现不同的病理和病理生理变化,但其基本变化包括肠管局部变化和全身变化两方面。

(1)局部病理生理变化

1)肠蠕动增强或减弱:当机械性肠梗阻发生后,肠腔内压力不断增加,机体为克服肠道阻力,梗阻部位以上肠管蠕动增强,出现阵发性腹痛和肠鸣音亢进。而麻痹性肠梗阻则出现肠蠕动减弱或消失。

2)肠腔积气积液致肠扩张:咽下的空气及肠内容物经细菌分解发酵产生的气体和摄入的食物及胃肠道分泌液,积贮在梗阻以上的肠管内,导致肠管扩张膨胀。肠梗阻部位愈低,时间愈长,肠膨胀也愈明显。梗阻以下肠管则空虚、瘪陷或仅存少量粪便。扩张肠管和瘪陷肠管交界处即为梗阻部位,这对手术中寻找梗阻部位具有一定的指导意义。

3)肠壁血运障碍:急性完全性肠梗阻,肠管短时间迅速扩张、膨胀,肠壁变薄,肠腔内压力不断升高,使肠壁血运障碍。当肠腔内压超过肠壁静脉压时表现为静脉回流受阻,肠壁的毛细血管及小静脉瘀血,则肠壁充血、水肿、增厚、呈暗红色。随着肠腔内压进一步升高及血运障碍的发展,出现肠壁动脉血流受阻,血栓形成,肠壁失去活力,肠管变成紫黑色。由于组织缺氧,毛细血管通透性增加,肠壁上有出血点,并有血性渗出液渗入肠腔和腹腔。又因肠壁变薄,最后肠管缺血坏死而溃破穿孔。慢性肠梗阻多为不完全性梗阻,由于长期肠蠕动增强,肠壁呈代偿性肥厚,无明显血运障碍,故腹部检查可见肠型和肠蠕动波。

(2)全身性病理生理变化

1)体液丧失:体液丧失导致的水、电解质紊乱与酸碱平衡失调,是肠梗阻重要的病理生理改变。正常情况胃肠道的分泌液每日约为8000ml,绝大部分被吸收入血。急性肠梗阻患者,因不能进食及频繁呕吐,丢失大量胃肠道液,使水分及电解质大量丧失,尤以高位肠梗阻为甚。低位肠梗阻时,虽呕吐不剧烈,但潴留在肠腔内的液体不能被吸收,等同于丢失于体外。另外肠壁水肿和血浆向肠腔和腹腔渗出,加重体液丢失。如有绞窄性肠梗阻时,会丢失大量血液。上述变化可造成严重的缺水,导致血容量减少、血液浓缩、电解质紊乱以及酸碱平衡失调。如为十二指肠以上的高位梗阻,可因丢失大量氯离子和酸性胃液而导致代谢性碱中毒;如低位小肠梗阻,丢失碱性肠液,因丢失的钠、钾离子多于氯离子,可导致代谢性酸中毒。严重的缺钾可加重肠膨胀,并可引起肌无力和心律失常。

2)感染和中毒:梗阻以上的肠腔内细菌大量繁殖,产生多种强烈的毒素。由于肠壁血运障碍或失去活力,肠壁通透性增高,肠腔内细菌和毒素即可渗透至腹腔,引起严重的腹膜炎和中毒症状。

3)多器官功能障碍及休克:肠管膨胀,使腹压增高,膈肌上升,腹式呼吸减弱,影响肺内气体交换。同时腹压增高使得下腔静脉血液回流受阻,而致循环功能障碍。严重的体液丢失、血液浓缩、血容量减少,加重呼吸、循环障碍,又可导致低血容量性休克及急性肾衰竭。因严重细菌感染,或伴有肠坏死、穿孔,弥漫性腹膜炎时,全身中毒症状尤为严重,可发生感染中毒性休克。最终因多脏器功能障碍综合征而死亡。

(二)中医病因病机

本病多因饮食不节、寒邪凝滞、热邪郁闭、气血瘀阻、燥屎内结或蛔虫聚团等多种因素,导致肠道通降功能失常,传化障碍,水谷精微不升,浊气不降,积于肠内,滞塞上逆而发为本病。《素问·五藏别论》云:"六腑者,传化物而不藏,故实而不能满也。"凡气滞、血瘀、虫积、食阻、寒凝、热郁、湿阻等均可导致肠腑气机失调,终致肠腑痞结,出现痛、呕、胀、闭4大证候。

病机演变可分为痞结期、瘀结期、疽结期3个阶段。肠道气血凝滞,阻滞不通,不通则痛;肠道闭阻,清阳不升,浊阴不降,气机上逆则呕;气体、液体聚集于肠内则胀;肠腑传导失司,大便、矢气不通则闭。若呕吐频繁,欲食不能,耗伤津液,则出现伤阴损阳之证候。若病情持续进展,气滞无法推动血行,致气滞血瘀,甚则瘀血凝聚成块,阻塞脉络,以致血不循经,出现呕血、便血。后期病情进一步发展,气滞血瘀,郁久化火化热;热毒炽盛,邪实正虚,正不胜邪,出现亡阴亡阳等一系列变化。

【临床表现】

(一)症状

肠梗阻的临床表现可因梗阻原因、部位、程度不同而呈现出多样性,但腹痛、呕吐、腹胀、停止排便排气是各类肠梗阻共同的临床表现。

1.腹痛　肠梗阻的患者大多有腹痛,疼痛部位多不固定,疼痛程度不一,常随梗阻部位变化而不同。急性完全性机械性小肠梗阻患者,由于梗阻部位以上的肠管强烈蠕动引起阵发性腹部绞痛,常突然发作,剧痛难忍,持续数分钟后缓解,缓解期可以完全无痛。高位梗阻时可因呕吐而腹痛较轻,而低位回肠梗阻则可因肠胀气抑制肠蠕动,故腹痛亦轻。唯急性空肠梗阻时腹部绞痛较剧烈,平均每2~5min即发作1次。结肠梗阻时因结肠内容物不能逆流到小肠,故肠腔逐渐扩大,表现为持续性钝痛伴有阵发性绞痛。如若腹痛发作频繁,且呈持续性剧烈绞痛,则表明肠壁已发生缺血坏死,是绞窄性肠梗阻的表现。麻痹性肠梗阻,由于高度肠管膨胀,表现为腹部持续性胀痛。

2.呕吐　肠梗阻患者几乎都有呕吐,呕吐程度及呕吐物的性状因梗阻部位及程度而定。高位肠梗阻时,呕吐剧烈为反射性呕吐,且出现早而频繁,呕吐物多为胃及十二指肠内容物。低位小肠梗阻时呕吐出现较迟而少,呕吐物有臭味呈粪样。结肠梗阻时可无呕吐,但后期因回盲瓣肠腔过度充盈而关闭不全时可出现反流性呕吐。绞窄性肠梗阻时,呕吐物呈棕褐色或血性。麻痹性肠梗阻时,呕吐多呈溢出性。

3.腹胀　常发生在肠梗阻的中晚期,其程度与梗阻部位有关。高位肠梗阻由于频繁呕吐腹胀不明显;低位肠梗阻或麻痹性肠梗阻,肠管均膨胀扩大,常有显著的全腹膨胀;结肠梗阻时,如回盲瓣关闭良好,梗阻近段结肠形成闭袢,则梗阻的肠段显著膨胀,呈不对称、不均匀的局部膨胀,是肠扭转等闭袢性肠梗阻的特点。

4.肛门停止排气排便　完全性肠梗阻时,患者排气和排便消失。但在梗阻早期,尤其高位肠梗阻的最初 2～3 天内,梗阻远端肠腔内仍有残留粪便和气体,则会有排便和排气现象,不能因此否定存在着完全性肠梗阻。绞窄性肠梗阻,可有血样粪便排出。不完全性肠梗阻,可有少量排气排便。

5.全身症状　单纯性肠梗阻患者一般无明显的全身症状。绞窄性肠梗阻患者全身症状显著,可因频繁呕吐出现眼窝内陷、皮肤弹性减退、少尿或无尿等脱水征象,严重者则出现面色苍白、血压下降、四肢厥冷、脉细数等中毒和休克征象。若血钾过低,可出现疲乏无力、嗜睡和心律失常等症状。

（二）体征

腹部膨隆,可见肠型及肠蠕动波。单纯性肠梗阻可有不固定的轻压痛;绞窄性肠梗阻则出现固定性压痛、反跳痛、肌紧张等腹膜刺激征;有时可触及包块。肠胀气时呈过度鼓音,绞窄性肠梗阻时,腹腔有渗液,可出现移动性浊音。机械性肠梗阻表现为肠鸣音亢进,呈高调金属音或气过水声;麻痹性肠梗阻则肠鸣音减弱或消失。直肠指检:触及直肠内肿物,考虑直肠肿瘤引起肠梗阻;指套染有血迹,考虑肠套叠、绞窄性肠梗阻可能。

【实验室及其他检查】

1.X 检查线　是诊断肠梗阻最简便的方法。腹部立位 X 线透视或平片可见阶梯状气液平面及胀大的肠袢,是肠梗阻特有的 X 线表现。空肠梗阻时,可见呈"鱼肋骨刺"样空肠黏膜环状皱襞。结肠梗阻时,显示胀大的结肠袋形。当怀疑肠套叠、乙状结肠扭转或结肠肿瘤时,应作钡剂灌肠,显示钡剂通过受阻,呈杯口形、鸟嘴形狭窄等不同特征。

2.血液检查　肠梗阻致脱水,血液浓缩时,血红蛋白及红细胞压积升高;绞窄性肠梗阻可出现白细胞及中性粒细胞比例升高。血气分析和电解质测定提示酸碱失衡、电解质紊乱。

3.尿液检查　脱水时尿比重升高。

4.呕吐物及粪便检查　如检出红细胞或潜血试验阳性,提示肠管血运障碍或伴出血性病变。

5.CT检查　可协助对肠梗阻进行定位和定性诊断。

【诊断与鉴别诊断】

(一)诊断要点

典型肠梗阻具有痛、呕、胀、闭4大症状,结合腹部体格检查,可见肠型及肠蠕动波,肠鸣音亢进,腹部立位X线检查多个气液平面,可明确诊断。此外仍需明确肠梗阻的类型。

1.机械性与动力性肠梗阻　机械性肠梗阻具有典型的梗阻症状,早期腹胀不明显,肠鸣音亢进,X线检查肠胀气限于梗阻以上的肠管。麻痹性肠梗阻则腹胀显著,多无典型的阵发性腹部绞痛,肠鸣音减弱或消失,X线检查可显示全部肠管均胀气。

2.单纯性与绞窄性肠梗阻　两者的区别常作为肠梗阻急诊处理原则的重要依据。单纯性肠梗阻多考虑采用非手术治疗。绞窄性肠梗阻因存在血运障碍,病情严重,必须尽早手术治疗,否则可危及生命。如出现下列表现时,应考虑绞窄性肠梗阻。

(1)腹痛发作剧烈,呈持续性并有阵发性加重。

(2)呕吐出现早而频繁,呕吐物为血性或排出血便,或腹腔穿刺抽出血性液体。

(3)肠鸣音由亢进变为减弱,甚至消失,出现明显腹膜刺激征。

(4)腹胀不对称,有局部隆起或可触及孤立胀大的肠袢。

(5)早期出现体温升高,脉率加快,甚至出现血压下降等休克表现。

(6)腹部X线检查可见孤立胀大的肠袢,位置固定。

(7)经积极非手术治疗,症状体征无明显改善。

3.高位性与低位性肠梗阻　高位肠梗阻呕吐发生早且频繁,腹胀不明显,呕吐物为十二指肠以上内容物;低位肠梗阻腹胀明显,呕吐出现晚而次数少,并可吐出粪样物。结肠梗阻与低位小肠梗阻的临床表现相似,但X线检查各异。低位小肠梗阻,腹中部呈"阶梯状"扩张的肠袢,而结肠内无积气;结肠梗阻时扩张的肠袢位于腹部四周,可见结肠袋,盲肠胀气最显著,小肠内胀气不明显。

4.完全性与不完全性肠梗阻　完全性肠梗阻呕吐频繁,完全停止排气排便。不完全性肠梗阻呕吐较轻或无呕吐,尚有少量排气排便。如为低位梗阻前者腹胀明显,而后者腹胀较轻。

(二)鉴别诊断

1.**重症急性胰腺炎**　持续性腹部剧痛,伴恶心、呕吐,呕吐物可为胃内容物。但本病发病前有高脂肪暴饮暴食史,腹痛多位于上腹部偏左,可向背部放射,血、尿和腹腔穿刺液淀粉酶明显升高。

2.**胃、十二指肠溃疡急性穿孔**　突发持续性上腹部剧烈疼痛,迅速扩展为全腹疼痛,伴有明显的腹膜刺激征,呈"板状腹",肠鸣音消失或明显减弱。腹部 X 线检查发现膈下游离气体,而未见气液平面。

【治疗】

(一)治疗原则

治疗应以解除梗阻,纠正梗阻所致的全身性生理功能紊乱,恢复肠道功能为目的。我国中西医结合治疗肠梗阻已积累了丰富的经验,采用"总攻疗法",对瘀结证及早期轻度血运障碍的肠梗阻患者综合治疗,避免了手术之苦,为急性肠梗阻的治疗开辟了一条新途径。但是无论手术与非手术疗法,都应需要基础治疗。而手术治疗作为危重患者的抢救手段,为非手术治疗提供了可靠的保障。

(二)西医治疗

1.基础治疗

(1)禁食与胃肠减压:是治疗肠梗阻应首先采取的重要措施。各种类型肠梗阻均应暂时禁食,待肠道功能恢复,从流食开始,逐渐恢复饮食。梗阻较重者,行胃肠减压术。通过胃肠减压吸出胃肠道内的气体和液体,以减轻腹胀、降低肠腔内压力,减少肠腔内细菌和毒素,有利于恢复肠道功能及改善全身状况。

(2)纠正水、电解质和酸碱平衡紊乱:必须根据患者的呕吐情况,脱水体征,尿量和尿比重,血钠、钾、氯离子和血气分析测定结果加以调整。脱水与电解质的丢失与梗阻部位和程度有关。常见的是等渗性脱水,一般症状较轻的需补充等渗液1500ml,有明显呕吐的则需补 3000ml,而伴周围循环衰竭时则需补液 4000ml 以上。低位肠梗阻多因碱性肠液丢失易发代谢性酸中毒,应给予输注碱性液体;而高位肠梗阻则因胃液和钾的丢失易发生碱中毒,可补充钾盐,予以纠正。严重的绞窄性肠梗阻可有血浆和全血的丢失,故应输全血或血浆、白蛋白等。

(3)防止感染和毒血症:肠梗阻时间过长或发生绞窄时,易引发严重腹腔感染。多见革兰阴性杆菌及厌氧菌感染,故可采用敏感抗生素静脉滴注,感染严重者需用广谱抗生素,或联合用药。

2.手术治疗

(1)适应证:①绞窄性肠梗阻;②有腹膜刺激征的各型肠梗阻;③应用非手术疗法,经 6～8h 观察,病情不见好转,或腹痛、腹胀加重,肠鸣音减弱或消失,脉搏加快,血压下降者;④肿瘤及先天性肠道畸形等不可逆转的器质性病变引起的肠梗阻。

(2)手术方式:①解除梗阻病因,如粘连松解术、肠套叠或肠扭转复位固定术等;②病变肠管切除和肠吻合术;③短路手术:对病变肠管不能切除者行梗阻近、远两侧肠祥侧侧吻合术;④肠造口术或肠外置术:适合于一般情况极差或局部病变不能切除的肠梗阻,可暂时解除梗阻;⑤腹腔镜和肠镜手术:通过微创手术解除梗阻原因。

(三)中医治疗

中药治疗是非手术治疗中重要的组成部分。根据中医学"六腑以通为用""通则不痛,不通则痛"的原则,应以通里攻下为主,活血化瘀、清热解毒为辅。

1.辨证论治

(1)痞结证

证候:腹痛阵作,痛无定处,腹稍膨胀,腹软,轻度压痛,恶心呕吐,大便秘结,或间有排气,小便黄,舌质淡红,苔薄白,脉弦或涩。阴虚火旺者则见舌质淡红,苔薄黄,脉细数。

治法:通里攻下,行气止痛。

方药:实证者用大承气汤(《伤寒论》)加减。大黄、厚朴、枳实、芒硝。虚证者用五仁汤(《世医得效方》)加减。桃仁、杏仁、柏子仁、松子仁、郁李仁、橘皮。

(2)瘀结证

证候:腹痛剧烈,痛有定处,腹明显膨胀,或见肠型,腹紧,有压痛,恶心呕吐,无排便排气,小便黄赤,舌质红,苔黄腻,脉弦数。中阳虚弱,阴寒内盛者见舌淡,苔白滑,脉细。

治法:通里攻下,行气活血。

方药:实证者用大承气汤(《伤寒论》)加减。大黄、厚朴、枳实、芒硝。虚证者用大建中汤(《金匮要略》)加减。蜀椒、干姜、人参。

2.其他疗法

(1)针刺疗法:针刺可以增强肠蠕动,调节肠道功能,使梗阻肠道复通。通常取穴位有足三里、内庭、天枢、中脘、曲池、合谷等,强刺激后留针 30～60min,每 4～6h 1 次。

(2)灌肠疗法：应用钡剂、中药复方大承气汤加压灌肠，使套入的肠管复位。此法可在 X 线透视下进行，适用于结肠套叠。

(3)推拿按摩法：患者取仰卧位，术者双手涂擦滑石粉，紧贴腹壁分别沿顺时针、逆时针两种方向缓慢有力的按摩，注意观察患者反应，如腹痛加重，应停止按摩。适用于腹胀不明显，无腹膜刺激征的肠扭转、肠粘连、蛔虫性肠梗阻。

(4)颠簸疗法：患者取膝肘位，充分悬空腹壁，术者双手轻托腹壁，由上而下反复颠簸及左右震荡，每次 5～10min。适用于肠梗阻早期腹胀不明显，无腹膜刺激征的肠扭转、肠粘连。

【预防与调护】

1.预防　依据肠梗阻发生的原因，有针对性采取预防措施，可有效地防止和减少肠梗阻的发生。

(1)早期发现和治疗肠道肿瘤；对患有腹壁疝的患者，应及早给予治疗，避免因嵌顿、绞窄造成肠梗阻；养成良好的卫生习惯，预防和治疗肠道蛔虫病。

(2)腹部大手术后，可因肠管暴露时间过久，长时间接触辅料损伤肠浆膜；滑石粉和异物误入腹腔；腹腔引流管放置不当造成腹腔感染等，均可引起粘连性肠梗阻发生，应尽力避免。

(3)腹部手术后早期活动。除年老体弱或病情较重外，提倡术后第一天床上轻微活动；第二天可协助患者下地，进行床边活动；第 3 天可进行室内活动。早期活动可增强肠蠕动，预防术后肠粘连，减少并发症，活动量应根据个体差异而定。

2.调护

(1)根据病情变化，除随时监测生命体征外，还应对其腹部体征以及肛门排便排气情况进行观察。

(2)确保胃肠减压有效。注意观察胃管是否通畅，记录引流物的量和性状。

(3)肠梗阻患者除休克外，应采取半卧位，有利于胃内容物的引流，能有效防止呕吐物误吸，导致肺部感染及窒息的发生。

第五章　尘肺及相关疾病

第一节　尘肺病

【概述】

尘肺病是由于在职业活动中长期吸入生产性粉尘而引起的以肺组织弥漫性纤维化为主的全身性疾病。

我国的尘肺病病例数约占所有职业病总数的 75%～80%，根据各地上报资料统计，到 2009 年底，累计发生的尘肺病例已超过 60 万例，累计死亡 14 万多例，病死率超过 20%；新发尘肺病患者数平均每年以 1 万例左右的速度增长，估计每年由于尘肺病造成的经济损失约达 300 亿～400 亿元人民币；从粉尘作业的人数、尘肺病的累计发生人数、死亡人数及新发患者数来看，均居世界首位。由于目前尘肺病的检查率还不到实际接尘人数的 30%，因此，所报告病例数恐远低于实际发病情况。专家预测，即使从现在起采取有效的防控措施，但鉴于尘肺病的迟发特点，今后若干年内，我国仍面临十分严峻的尘肺病防治形势。

【病因】

引起尘肺的主要病因是直径＜$10\mu m$（特别是＜$2\mu m$）、可以抵达呼吸道深部的所谓"可吸入性"粉尘。以前曾认为只有二氧化硅（SiO_2）形成的矽尘才能引起肺纤维化，其发生及病变程度与肺内矽尘蓄积量密切相关，矽尘浓度越高，分散度越大，接尘工龄越长，防护措施越差，使吸入并蓄积在肺内的矽尘量越大，也就越易发生矽肺，病情也越严重。

但大量的临床病例证实，虽然矽尘是致肺纤维化能力最强的物质，但其他粉尘如煤尘（主要由碳、氢、氧、氮组成的有机矿物）、石棉尘（主要是镁和硅构成的硅酸盐）、滑石尘（主要为含镁的硅酸盐和碳酸盐）、炭黑尘（主要是碳氢化合物）等，也可引起尘肺，只是其致纤维化能力较弱，引起尘肺的潜伏期较长而已。

【接触机会】

由于很多工业生产过程可以产生粉尘，尤其是下列这些生产岗位，如防护措施不良,最有可能引起尘肺病。

1.矿山开采:各种金属和非金属矿山(如石棉矿)、煤矿等开采、凿岩、爆破、运输、加工等过程。

2.机械制造业中的铸造、造型、清砂、电焊等工种。

3.石料生产中的开采、破碎、筛选;耐火材料、水泥等建筑材料的生产、运输等。

4.公路、铁路、水利、水电建设中的开凿隧道、工程爆破等。

5.其他:陶瓷、玉器、建材等加工、生产等。

【分类】

尘肺病按病因大致可分为五大类。

1.吸入游离二氧化硅粉尘所致的矽肺。

2.吸入硅酸盐粉尘所致的硅酸盐肺,如石棉肺、滑石肺、云母尘肺、陶工尘肺、水泥尘肺等。

3.吸入含炭粉尘所致的炭素尘肺,如煤肺、石墨尘肺、炭黑尘肺等。

4.吸入某种金属粉尘所致的金属尘肺,如铝尘肺等。

5.吸入两种或多种粉尘所致的混合性尘肺,如电焊工尘肺、煤矽肺等。

我国 2009 年颁布的尘肺病名单中,已将矽肺、煤工尘肺、石墨尘肺、炭黑尘肺、石棉肺、滑石尘肺、水泥尘肺、云母尘肺、陶工尘肺、铝尘肺、电焊工尘肺、铸工尘肺等 12 种尘肺病规定为我国的法定职业病;另外还规定,根据《尘肺病诊断标准》和《尘肺病理诊断标准》可以诊断的其他尘肺也可按职业性尘肺处理。

【发病机制】

尘肺病的发病机制较为复杂,一般认为肺泡巨噬细胞(PAM)在尘肺(尤其是矽肺)的发病机制中发挥了关键作用,即当粉尘进入并滞留在深部肺内时,会刺激多形核细胞、巨噬细胞向该部趋化,他们所产生的炎性渗出物,又进一步吸引大量巨噬细胞在该处聚集、激活,并吞噬尘粒;激活的巨噬细胞除释放各种生物活性因子外,还产生大量活性氧(ROS),直接损伤肺泡上皮细胞及毛细血管;巨噬细胞吞噬矽尘颗粒后,可发生坏死崩解,引起巨噬细胞性肺泡炎,逸出的矽尘又可被其他的巨噬细胞吞噬,这种反复发生的细胞毒性作用和细胞死亡过程不断重复,使炎症在肺组织深部如呼吸性细小支气管、肺泡、小叶间隔、血管及支气管周围,以及胸膜下、淋巴组织内持续下去,逐渐形成粉尘灶(尘斑或尘结节),最终发展为尘细胞肉芽肿。当这些破坏不能完全修复时,则被胶原纤维所取代,导致肺组织纤维化。因此,尘肺病的基本病程为:巨噬细胞性肺泡炎、尘细胞肉芽肿和尘性纤维化。

目前的研究更为深入,有的已深入至分子水平,主要进展如下。

1.尘肺发生与细胞因子和氧化应激有关　矽尘被肺泡巨噬细胞吞噬后,可活化巨噬细胞,使之释放炎症因子如 TNF-α、IL-1、IGF-1、TGF-β 等,使炎症细胞聚集到矽尘所在的局部肺泡壁,引起肺泡炎,直接或协同参与成纤维细胞增殖和胶原合成过程,最终导致肺纤维化。矽尘颗粒作用于单核-巨噬细胞系统,除引起细胞凋亡外,还使其产生大量 O^-、H_2O_2 和 NO,这些活性氧(ROS)和活性氮(RNS)自由基能直接引起细胞和 DNA 损伤,导致细胞结构形态异常。

2.尘粒的理化性质影响其致病性　研究表明,新鲜的矽尘对于巨噬细胞的毒性作用比陈旧的矽尘大,这是因为新研磨粉碎的矽尘表面的电荷增加,与碳、氢、氧或氮的反应性增强;粉碎后的矽尘表面还能产生 Si^- 和 SiO^- 离子,可与水反应产生有害的氢氧离子自由基(-OH)等,增强其损伤作用。

粉尘颗粒粗细也影响其致病性。任何物体表面都能吸附所在介质中的分子和颗粒,表面积越大,吸附力也越大;较细的粉尘颗粒有较大的表面积,可以吸附更多的在肺内产生的氧自由基(如硅氧自由基、硅过氧基、超氧阴离子、羟自由基等),使肺组织发生更严重的脂质过氧化损伤,加速肺内成纤维细胞增生及纤维化;临床亦见直径小于 $5\mu m$ 的尘粒,致纤维化作用均较大颗粒粉尘明显增加。

3.尘粒的机械刺激也具致尘肺作用　新鲜粉尘颗粒的表面具有较强的生物活性和致纤维化能力,因此,粉尘表面越粗糙,产生炎症刺激和纤维化的能力越强。石棉肺的研究也发现,胸膜内的石棉纤维绝大多数为细而短的温石棉,因易刺入胸膜而损伤性更强;此种纤维颗粒较大,因而也更不易经淋巴系统清除;闪石石棉纤维直而硬,故接触闪石石棉者肺间皮细胞瘤的发病率也最高。Setanton 据此还提出"纤维外观(长/径)比值"的石棉肺发病理论,已广为大家接受。

4.免疫反应介入尘肺的发病机制　从尘肺病的病理形态看,初期的矽肺结节含有较多细胞成分;随着病变进展,出现大量纤维组织增生,矽结节逐步转化为无细胞成分的玻璃样变组织。研究表明,在这个过程中,有抗原-抗体反应参与——尘结节的形成不仅有巨噬细胞和中性粒细胞参与,肥大细胞和 B 淋巴细胞也被活化,并参与诱发纤维化过程;尘肺病灶区的巨噬细胞表达的主要组织相容性复合物(MHC)具有抗原呈递功能,能使共同培养的 T 淋巴细胞活化;用荧光免疫组织化学方法观察矽结节,发现在胶原纤维及其间隙中有大量 γ-球蛋白沉积,主要是 IgG和 IgM,其周围区域分泌免疫球蛋白的细胞也见增多;将尸检取得的矽结节组织制成匀浆,给家兔注射后,能产生抗人 γ-球蛋白抗体。对矽肺患者作体液免疫测定也发现,血清中免疫球蛋白如 IgG 和 IgM 增高,抗肺自身抗体、抗核抗体和类风湿因子检出率也较高。但关于引起矽肺的抗原物质目前还未提取出来,多认为有 3 种可能性:①矽尘作为半抗原与机体的蛋白质结合构成复合抗原;②矽尘表面吸附的γ-球蛋白转化为自身抗原;③矽尘导致巨噬细胞死亡崩解后释放出自身抗原,现已有很多证据表明,后者的可能性最大。

1953年,英国人Caplan发现,尘肺煤矿工人合并有类风湿关节炎者肺内可出现特殊肺阴影,后人将该病称为"卡普兰综合征";以后又发现吸入游离硅酸、硅酸盐、铁、铝等其他无机粉尘也可产生该综合征。目前已证实该病的发生与机体免疫功能异常有密切关系,粉尘对形成类风湿关节的肺结节也有某种促进作用,提示机体的免疫功能异常,在尘肺的发生机制中可能占有一定地位。

这些研究资料充分提示,尘肺病发生发展过程中有免疫因素介入,但其发病机制极为复杂,可能还涉及多种因素,他们互相影响、互为因果,共同促进矽肺的发生和发展。

5.个体的遗传特性参与发病机制　临床观察和流行病学调查资料均表明,在相同的粉尘暴露量情况下,有些人发病,有些人不发病,即使同为尘肺病患者也会存在严重程度的差异,提示个体遗传特性在尘肺的发生、发展中,可能具有重要影响,其中有关基因多态性的研究尤其成为近年人们关注的热点。目前已证明,肿瘤坏死因子(TNF)、转化生长因子(TGF)、白细胞介素(IL)、人类组织相容性抗原复合物(MHC)、谷胱甘肽S转移酶(GSTs)、血管紧张素转换酶(ACE)、基质金属蛋白酶(MMP-9)、热休克蛋白HSP70、纤维粘连蛋白等物质的基因多态性,都可能参与了尘肺病的发生和发展过程。

上述各种机制在尘肺的发病过程中,各具不同作用,均不容忽视,尤其是机体的免疫和遗传特性,可能对各种尘肺的发生、发展具有关键性影响。此外,对于不同的粉尘病因,不同机制在发病作用中的分量也可能有所不同,如在石棉肺的发病过程中,粉尘颗粒的机械刺激作用可能占据较关键的地位,但各种机制的协同、制约、作用交互点及调控细节仍有待进一步澄清。

尘肺的发病过程还受各种其他因素的影响,在处理实际问题时需要予以考虑。如:①病因粉尘不同,引起的尘肺发病快慢也不相同:矽尘引起尘肺的潜伏期相对较短,一般情况下为5~10年,高浓度游离二氧化硅吸入甚至可引起"快型矽肺";其次为石棉和滑石,而煤工尘肺、水泥尘肺的发病潜伏期则可长达20~30年。因此,空气中游离二氧化硅含量越大,尘肺病的发病率越高,发病时间也越短。②尘肺的量效关系十分明显,故接触粉尘的时间越长,尘肺病的发病率也越高;而有防尘措施良好者,可不发生尘肺,即使发生,其发病率也明显降低,发病时间明显延长。③有慢性呼吸道及肺部疾病者,呼吸系统防御功能下降,更易受粉尘侵袭。

【病理改变】

1.尘肺病肺脏的大体改变　肺部的大体病理改变可分为三个类型:结节型、弥漫性纤维化型和尘斑型。

(1)结节型:最多见,主要发生在接触矽尘或以矽尘为主的混合尘的工种,尘肺病变以尘性胶原纤维结节为主,肺内结节性病变可以融合,形成大块纤维化。肉眼下,尘肺结节呈类圆形、境界清楚、色灰黑,触摸有坚实感;光学显微镜下,其或为以胶原纤维为核心的矽结节,或为胶原纤维与粉尘相间杂的混合性尘结节(但胶原纤维成分占 50% 以上),或为矽结核结节,即矽结节或混合尘结节与结核病灶混合形成的结节。

(2)弥漫性纤维化型:主要发生在石棉肺和其他硅酸盐肺。其主要表现为广泛的纤维化,弥散分布于全肺,在呼吸细支气管、肺泡、小叶间隔、小支气管和小血管周围、胸膜下区均可见因粉尘沉积所引起的弥漫性胶原纤维增生,分布十分广泛,但很少形成病灶。

(3)尘斑型:以接触煤尘和炭系粉尘以及金属粉尘的工种多见,也见于铸工和电焊工。肺脏外观呈灰黑色,病变以粉尘纤维灶(尘斑)及灶周肺气肿改变为特点。病灶呈暗黑色、质软、境界不清,灶周常伴有气腔(灶周肺气肿),病灶与纤维化肺间质相连呈星芒状;镜检显示病灶中网织纤维、胶原纤维与粉尘相间杂,胶原纤维成分不足 50%。此外,尚伴有明显的肺小叶间隔及胸膜下纤维化,偶见结节形成;脏层胸膜表面尘斑可聚合成大小不等的黑色斑片。

2.尘肺病的肺脏病理学特点　尘肺病的基本病变是相似的,显微镜下主要表现为巨噬细胞性肺泡炎、肺淋巴结粉尘沉积、尘细胞肉芽肿和尘性纤维化,统称为"肺的粉尘性反应"。

(1)巨噬细胞性肺泡炎:粉尘进入肺泡内,起始阶段肺泡内有大量多形核白细胞浸润;而后可见肺泡内巨噬细胞增多,并逐步取代多形核白细胞。

(2)肺淋巴结粉尘沉积:主要见于肺、胸膜、肺引流区等部位淋巴结,粉尘可在这些部位逐渐形成沉积成灶,最终可导致肺内淋巴引流障碍,淋巴液淤积。

(3)尘细胞性肉芽肿:粉尘和含尘的巨噬细胞(尘细胞)在呼吸性细支气管、肺泡内、小叶间隔、血管及支气管周围聚集形成粉尘灶,此即为"尘斑"或"尘细胞肉芽肿"。

(4)尘性纤维化:尘肺进展至后期,肺泡结构严重破坏,多被胶原纤维取代,形成以结节为主的肺纤维化或弥漫性肺纤维化改变,也可两者兼有。

【临床表现】

尘肺病无特殊的临床特点,与一般性肺疾患十分相似,主要表现如下。

1.咳嗽 尘肺早期,咳嗽多不明显;随着病程的进展,由于肺内广泛纤维化的影响,胸廓变形,排痰多不畅,患者常易合并慢性支气管炎或其他肺内感染,均可使咳嗽加重,并与季节、气候等密切相关。

2.咳痰 咳痰主要因呼吸道对粉尘的生理性反应——排异清除所引起,早期一般咳痰量不多,多为灰色稀薄痰,但如合并肺内感染或有慢性支气管炎,痰量则明显增多,痰色亦转黄,较黏稠,或呈块状,常不易咳出。

3.胸痛 尘肺患者常常感觉胸痛,多因胸膜受肺内纤维化组织牵扯所致,一般与尘肺严重程度无明显相关;其部位不一,多为局限性,性质多为隐痛,也可为胀痛、针刺样痛等。

4.呼吸困难 此多见于尘肺后期肺内纤维化较为广泛的病例,因随肺组织纤维化程度加重,常使有效呼吸面积减少、通气/血流比例明显失调,导致呼吸困难逐渐加重;合并症也可明显加重呼吸困难的程度和进展。

5.咯血 较为少见,主要因呼吸道长期慢性炎症引起黏膜血管损伤所致,多为痰中带血丝;大块纤维化病灶溶解破裂损及血管,或合并肺内活动性结核,也可出现大咯血。

6.其他 由于肺内长期存在的慢性炎症或合并感染,也可出现不同程度的全身症状,如抵抗力减低、消化功能不良、右心功能不全,甚至引起肺性脑病等。

上述临床表现的严重程度与X线表现常不一致,但与肺功能状况大致平行,后者除与病变范围有关外,还取决于有无合并症;尘肺病的种类也影响临床症状的严重度,如石棉肺、矽肺、煤矽肺的呼吸系统症状发生率及严重程度均高于其他种类的尘肺。

尘肺病常见的并发症如下。

(1)呼吸系统感染,主要是肺内感染,这是尘肺病最常见的并发症。

(2)自发性气胸,主要为肺组织和脏层胸膜破裂,空气进入胸膜形成气胸,可为闭合性气胸、张力性气胸或交通性气胸,但较少见。

(3)肺结核,较为常见,粉尘作业工人,尤其是矽尘作业工人,常较一般人群易患肺结核。

(4)肺癌及胸膜间皮瘤,主要见于石棉作业工人及石棉肺患者。

(5)慢性肺源性心脏病,主要见于晚期患者,多因慢性支气管炎引起气道狭窄、通气阻力增加、阻塞性肺气肿,最终导致肺动脉压升高而致。

(6)呼吸衰竭,尘肺患者的上呼吸道及肺部感染、气胸等合并症是导致发生呼吸衰竭的主要原因;滥用镇静及安眠类药物也是导致尘肺患者呼吸衰竭的原因之一。

【X线表现】

尽管目前临床上已经较普遍采用数字X线摄影(CR/DR),使图像的分辨率、锐利度及细节显示均明显提高,且放射剂量小,曝光宽容度较大,此外,它还可根据临床需要进行各种图像后处理,有助于实现放射科无胶片化及科室之间、医院之间网络化,便于教学与会诊。但我国新颁布的《尘肺病国家诊断标准》(GBZ 70-2009)有关尘肺的胸部X线检查仍采用高千伏摄影,技术明显滞后,相信不久的将来一定会与新的X线检查技术接轨。

根据高千伏摄影胸片所见,尘肺病X线的肺部主要表现为结节阴影(直径一般在1~3mm)、网状阴影和大片融合阴影;其次为肺纹理改变、肺门改变和胸膜改变。接触矽尘含量高和浓度大的矽肺患者,常以圆形或类圆形阴影为主,早期多出现于两中下肺的内中带,以右侧为多,随后逐渐向上扩展,但有的也可先出现在两上肺叶;含矽尘量低或为混合性粉尘,则多以类圆形或不规则阴影为主。大阴影一般多见于两肺上叶中外带,常呈对称性、跨叶的八字形,其外缘肺野透亮度增高;由于大块肺纤维化收缩使肺门上移,故可使增粗的肺纹呈垂柳状,并出现气管纵隔移位。肺门改变主要为阴影密度增加,有时可见"蛋壳样钙化"淋巴结。胸膜改变主要为增厚、粘连或钙化。

我国的尘肺诊断标准将上述肺部X线表现规范为如下两类。

1.小阴影,指肺野中直径不超过10mm的阴影,根据形态的不同,其又可分为圆形和不规则形两种;圆形小阴影按直径大小又分成p(<1.5mm)、q(1.5~3mm)、r(>3mm)三种,不规则小阴影按直径大小分成s(<1.5mm)、t(1.5~3mm)、u(>3mm)三种。为规范描述阅片结果,该标准将左、右肺各分为3个"肺区",又规定以"小阴影密集度"来判断胸片上各肺区范围内小阴影的数量(其分布至少需占该肺区面积三分之二),并将其划分为四级,即:0级,为无小阴影或阴影甚少,不足1级的下限;1级,为少量小阴影;2级,为多量小阴影;3级,为有很多小阴影。判定各肺区的小阴影密集度后,再确定"小阴影密集度分布范围"及"全肺总体密集度";小阴影分布范围是指出现有1级密集度(含1级)以上小阴影的肺区数,总体密集度是指全肺6个肺区(左肺和右肺各划分为3个肺区)中,密集度最高肺区的密集度。

2.大阴影,指直径和宽度大于10mm以上的阴影。

【诊断】

尘肺病的诊断必须具备详细可靠的职业史、质量合格的高千伏 X 线技术拍摄的后前位胸片、各种临床检查资料；患者所在单位的尘肺病流行病学情况有助于鉴别诊断，也应尽可能提供，以使诊断更加全面、合理和可靠。根据 2009 年卫生部颁布的尘肺病诊断标准，尘肺的具体诊断分级如下。

1.观察对象　粉尘作业人员的 X 线胸片有不确定的尘肺样影像学改变，其性质和程度需要在一定期限内进行动态观察者；但我国尚未将本期病情纳入法定职业病范畴。

2.一期尘肺　有总体密集度达 1 级的小阴影，分布范围至少达到两个肺区。

3.二期尘肺　有总体密集度 2 级的小阴影，分布范围超过 4 个肺区；或有总体密集度 3 级的小阴影，分布范围达到 4 个肺区。

4.三期尘肺　有以下三种表现之一者：有大阴影出现，其长径不小于 20mm，宽径不小于 10mm；有总体密集度 3 级的小阴影，分布范围超过 4 个肺区并有小阴影聚集或有大阴影。

胸部 CT 摄影目前尚未成为尘肺的常规诊断的方法，但在疑难病例的辅助诊断和鉴别诊断中常有重要价值。

值得思考的是，目前尘肺的病情分级主要依据 X 线胸片检查结果，实际上，此种影像学改变与临床严重度并不完全平行，不少三期尘肺的患者生活质量、平均寿命未见明显降低，而相当数量的二期甚至一期尘肺患者，由于呼吸功能低下，常年缺氧、发绀，生活难以自理。因此，未来的临床分级必须综合考虑心、肺功能状况（包括血气分析结果），才能更为科学、准确。

尘肺需注意与下列疾病相鉴别。

(1)血行播散型肺结核：该病在肺内也出现弥漫性点状阴影，需注意与一、二期矽肺相鉴别，要点在于前者在急性期常有高热及明显的呼吸困难；亚急性及慢性结核病患者，临床上虽无高热、呼吸困难等表现，但可有血沉增快，皮肤结核菌素试验常呈强阳性。其在胸片上的点状阴影，密度和大小通常均不等，状似花瓣，一般无"肺泡性肺气肿"表现；经抗结核药物治疗后，肺部结核性阴影可逐渐缩小变浅。

(2)肺癌：主要是周围型肺癌与三期矽肺大阴影的鉴别。肺泡癌在 X 线胸片上可呈弥漫性点状阴影，病灶大小不一，多分布于肺下野，肿块影多为单侧，在 CT 及体层片上病变阴影常呈分叶、毛刺或脐样切迹等征象；病程进展较快，临床症状多，痰中可找到癌细胞，血清癌胚抗原(S-CEA)常为阳性。

(3)特发性肺纤维化：该病病因尚不清，但病变进展甚快，可有明显的呼吸困难、咳嗽、泡沫痰、杵状指和发绀；肺内阴影形状可为网状、结节网状、蜂窝状等；肺功能检查以限制性通气功能障碍为主；支气管镜肺活检或胸腔镜肺活检显示，组织病理学特征早期为非特异性肺泡炎，晚期为广泛纤维化，无矽结节形成；合并结核者少见。

（4）结节病：属病因不明的多系统非干酪样肉芽肿性疾病，常侵犯肺门、纵隔淋巴结和肺组织；胸片可见团块状阴影或弥漫性肺纤维化，部分患者可出现周围淋巴结肿大、肝脾肿大；结节病抗原皮内试验阳性；血清血管紧张素转化酶活性增高；支气管黏膜或体表淋巴结活检可以确诊。

（5）肺含铁血黄素沉着症：多见于成年风湿性心脏病二尖瓣狭窄、反复出现心力衰竭的患者，因肺毛细血管反复扩张、破裂出血，使含铁血黄素沉着于肺组织中；胸部 X 线表现为典型的二尖瓣型心，肺野有对称性分布的弥漫性结节样病灶，近肺门处较密集。

（6）肺泡微石症：属常染色体遗传性疾病，常有家族史；肺内有弥漫性分布的细小砂粒状阴影，密度高，边缘锐利；病程发展缓慢；晚期胸膜多钙化；支气管肺泡灌洗液在高倍镜下发现大量磷酸钙盐结晶为确诊的有力佐证。

【治疗】

尘肺病确诊后，应按国家规定尽快调离粉尘作业，并根据健康状况，安排适当的工作或进行疗养。

尘肺迄今尚无特效的药物或疗法，目前应用较多的药物主要有克矽平、磷酸哌喹或羟基磷酸哌喹、粉防己碱、柠檬酸铝、矽肺宁等，可以单独或联合应用。

1.克矽平（聚 2-L 烯吡啶氮氧化合物，简称 PVNO，P_{204}）　该药是一种高分子氮氧化合物，其机制是能在矽尘破坏巨噬细胞过程中起到保护作用，具有阻止和延缓矽肺进展的作用，可用于尘肺的治疗和预防。用法：每周 30mg/kg 肌注，或用 4％克矽平水溶液 8～10ml 雾化吸入，1 次/日，3 个月为一疗程，间隔 1～2 个月后，复治 2～4 疗程，以后每年复治两个疗程。本品雾化吸入副作用甚少，仅少数患者可有一过性转氨酶升高。

2.哌喹类　如磷酸哌喹（抗矽-14）、羟基磷酸哌喹（抗矽 1 号）等，以往主要用于防治疟疾，对辐射损伤小鼠血液系统也有保护作用；20 世纪 70 年代发现该类药物对肺巨噬细胞有保护作用，并可抑制胶原蛋白合成，已试用于尘肺临床治疗。如磷酸哌喹，口服吸收良好，具有长效作用，半衰期约 10 天，口服每周 1 次，每次 0.5g，连续用药 4～8 个疗程，可改善部分患者的临床症状。少数患者服药后出现一过性口周发麻、嗜睡、心率减慢及血清转氨酶增高；有的患者用药期间出现原有结核病变恶化,故矽肺并发结核患者应慎用。

羟基磷酸喹哌与之相仿,优点是体内不易蓄积,较易排出,体内半衰期仅 3.5 天;每周用药 1～2 次,每次 0.25g,6～9 个月为一疗程,间隔 1～2 个月后继续下一疗程,可连续用药 2～4 个疗程。本药毒副作用较磷酸哌喹小,部分患者用药后有延缓矽肺病变进展作用,但停药后病变进展似又可加快。

3.粉防己碱(汉防己甲素)　是中药汉防己科中提取的双苄基异喹啉生物碱,动物实验证实有稳定细胞膜、保护溶酶体膜的作用,另外尚有促进肾上腺糖皮质激素分泌作用。用药方法为口服,每日 200～300mg,3～6 个月为一个疗程,间隔 1～2 个月继续下一疗程。用药 3 个月后即有部分患者肺内阴影变小、变淡,尤以大阴影为著,但停药后可反跳。根据临床观察,剂量 300mg/d,疗程 3 个月,总剂量 9～10g 者疗效比小剂量时明显,但毒副作用也较明显。毒副作用包括胃肠道反应、恶心、食欲缺乏,少数有肝功能异常,四肢、胸背部皮肤色素沉着,停药后可逐渐消退。

4.柠檬酸铝　铝化合物可在二氧化矽尘粒表面形成难溶性硅酸铝,从而可降低其毒性;动物实验还发现柠檬酸铝有明显降低红细胞溶血的作用。临床长期应用达 5 年以上的患者,部分患者症状及肺功能有所改善,但胸部 X 线改变则不明显。用药方法为柠檬酸铝 40mg 肌肉注射,每周 2 次,3～6 个月为一疗程,间隔1～2 个月后开始下一疗程,可连续用药 4～8 个疗程。本药无明显毒副作用,但由于需要长期肌肉注射,患者往往不能坚持而中断治疗。

但以上各类药物均未获得我国国家食品和药品监督管理局(SFDA)认可,故已不能在临床应用。目前获得 SFDA 认可,批准在临床应用的尘肺治疗药物仅有"矽肺宁片",其为中成药,主要成分为连钱草、虎杖、岩白菜等,具有清热化痰,止咳平喘之功。实验研究表明,该药还具有抗感染、保护红细胞膜、促进肺巨噬细胞存活、提高细胞内 ATP 含量及改善小气道通气换气功能,有助于延缓矽肺病变发展,故除用于治疗急、慢性支气管炎、慢性支气管炎急性发作等痰热咳嗽外,对于矽肺、煤矽肺等引起的咳嗽、胸闷、短气、乏力等症也有治疗作用;一般口服 1 次 4 片,1 日 3 次饭后服用,一年为一个疗程。

值得一提的是,抗氧化药物对肺纤维化也有抑制作用。因为越来越多的证据表明,氧化应激参与了肺纤维化整个进程,如肺泡上皮细胞的凋亡、肺成纤维细胞的过度增殖、胞外基质的沉积等,因此,抗氧化治疗已逐渐成为防治肺纤维化的重要途径。利用药物来防止自由基从活化的白细胞中大量释放,或使用药物增强肺的抗氧化能力,或中和这些氧化剂(如通过增强抗氧化基因的表达,或提高抗氧化酶如过氧化氢酶、超氧化物歧化酶的活性等途径),或阻抑炎性细胞向肺内集聚或激活,来防治肺纤维化,可能是今后尘肺治疗新的重要探索领域。有研究表明,N-乙酰半胱氨酸(NAC)可以减轻肺上皮细胞的损伤,减少成纤维细胞增生和细胞外基质沉积,改善特发性肺纤维化患者的肺活量,减慢特发性肺纤维化患者肺活量及肺一氧化碳弥散量的下降速度。还有研究显示,吡非尼酮也具有抗氧化作用,它可通过抑制促炎因子、促纤维因子释放来抑制炎症细胞和成纤维细胞的激活,从而减缓肺纤维化进程。α生育酚是维生素 E 的主要成分,通过提供氢分子与脂类过氧化基结合,可以阻断氧自由基的连锁反应;动物实验也已证实维生素 E 能减轻小鼠肺纤维化程度。甲基莲心碱和番茄红素也被证明具有防治肺纤维化的作用,能清除氧自由基,减轻气道的高反应性,并能刺激肺泡表面活性物质生成,还能通过抑制细胞因子产生及花生四烯酸代谢而起到抗炎作用。我国传统的中药在抗肺纤维化中更具有巨大潜力,值得深入开发。上述研究能否有效地应用于尘肺治疗,仍有待实验室及临床进一步证实,目前常见抗氧化剂有维生素 E、维生素 C、辅酶 Q、超氧化物歧化酶(SOD)、氯丙嗪、异丙嗪、谷胱甘肽、硒类等,此类药物已在临床应用多年,安全可靠,作为尘肺的辅助治疗药物,当有利无弊,值得一试。

目前还出现了大容量全肺灌洗(WLL)疗法,能清除肺泡内的粉尘、巨噬细胞、致炎症因子、致纤维化因子等,还可改善症状,改善肺功能。有报告称,大容量肺灌洗一侧肺可清除粉尘 3000～5000mg,其中游离二氧化硅达到 70～200mg;灌洗后患者胸闷、胸痛、气短好转或消失,体力明显增加,感冒、上呼吸道感染次数减少,肺功能如小气道阻力、弥散功能等均有明显改善;7～8 年随访表明,肺灌洗组 X 线胸片进展明显减缓,提示该疗法在当前缺乏有效药物的尘肺治疗中,不失为一有效的辅助治疗手段。但其究竟有无从根本上抑制尘肺发展的作用,仍有待进一步研究证实。

此外,合理的生活制度、适当的营养和适度的体育活动,以及积极的对症治疗,均有助于提高机体抵抗力,对改善肺功能,预防感染和并发症有一定帮助。

以上综合措施对延缓尘肺的发展、延长患者的寿命有望起到重要作用。

【劳动能力鉴定】

按照国家规定,尘肺病确诊后,应该对尘肺病患者的劳动能力进行鉴定,作为尘肺病患者补偿和安置的依据。根据国家标准《职工工伤与职业病致残程度鉴定》(CB/T16180-2006),尘肺病致残程度可按病情轻重分为十级,伤残七级至十级为部分丧失劳动能力,五级至六级为大部分丧失劳动能力,一级至四级为全部丧失劳动能力。劳动能力鉴定主要依据患者肺部损害及严重程度、肺代偿功能的级别进行判定,包括尘肺病期别、肺功能损伤程度、呼吸困难程度以及有无活动性肺结核等合并症进行综合评定。

【预防】

尘肺病虽不易治愈，但却可以预防，只要做好"三级预防"，就能逐步减少和杜绝尘肺的发生。

为了消除粉尘危害，保护粉尘作业职工的健康，新中国成立以来国家有关部门已陆续颁布了一系列尘肺病防治的政策、法规和办法，特别是1987年12月国务院发布的《中华人民共和国尘肺防治条例》和2001年全国人大通过的《中华人民共和国职业病防治法》，对防尘及职工健康管理等都做了明确细致的规定，具体如下。

1.加强控制，防尘降尘　我国各地厂矿在防尘方面总结出综合防尘八字方针——"宣、革、水、密、风、护、管、查"。即必要的安全卫生知识宣教，积极改革工艺过程和革新生产设备，采用湿式作业、禁止干式作业，采取密闭、通风等防尘技术，加强个人防护措施，对防尘设施进行维护管理和定期监督检查。实践证明，这些都是一级预防的重要措施，对减少尘肺病的发生具有重要意义。

2.医疗保健措施　做好健康监护和医学筛查是二级预防的重要措施。我国法律规定，凡从事粉尘作业的职工，必须进行就业前健康检查；对在职和离职的从事粉尘作业的职工，必须根据接触不同粉尘种类和粉尘浓度的高低每隔1～3年进行一次定期健康检查。确诊的尘肺病患者，原则上应调离粉尘作业，妥善安置。粉尘作业的职业禁忌证主要有：①活动性肺结核；②慢性肺部疾病、严重的慢性上呼吸道或支气管疾病；③严重影响肺功能的胸膜、胸廓疾病；④严重的心血管系统疾病。

3.延长患者寿命，提高生活质量　对于已经患有尘肺病的患者，应积极开展三级预防，即努力防止合并症的发生，教育患者保持良好的生活习惯，不吸烟，坚持适当的体育活动，以增强肺部抵抗力；综合治疗则是我国目前预防和治疗并发症的主要方法。

第二节　矽肺

【概述】

矽肺是由于长期吸入游离二氧化硅粉尘（矽尘）引起的肺部弥漫性纤维化病变为主的一种全身性疾病，其发生、发展主要与生产环境中粉尘浓度高低、该种粉尘中游离二氧化硅含量多少、劳动者暴露时间和防护情况有关。根据我国2002年尘肺病流行病学调查资料，在12种尘肺中，以矽肺的发病最多，约占总发病数的43%。

矽肺的病因为二氧化硅,也称硅石,化学式 SiO_2,分子量 60.08;它是一种坚硬难溶的固体,常以石英、鳞石英、方石英三种变体出现,地表 16km 内,约 65％为硅石成分。天然的二氧化硅分为晶态和无定形两大类,晶态二氧化硅主要存在于石英矿中,纯石英为无色透明的棱柱状结晶,称为水晶,含有微量杂质的水晶则带不同颜色,如紫水晶、茶晶、墨晶等;细小的石英晶体为砂石,如黄砂(较多的铁杂质)、白砂(杂质少、较纯净)等;二氧化硅凝固的含水胶体为蛋白石,脱水后为玛瑙;其小于几微米的晶粒即成为玉髓、燧石、次生石英岩的主要成分。

二氧化硅晶体中,硅原子的 4 个价电子与 4 个氧原子形成 4 个共价键,硅原子位于正四面体的中心,4 个氧原子位于正四面体的 4 个顶角上,构成原子晶体的四面体结构;整个晶体是一个巨型分子,SiO_2 是其组成的最简式,仅表示二氧化硅晶体中硅和氧的原子数之比,并不表示单个二氧化硅分子。二氧化硅为酸性氧化物,化学性质十分稳定,不溶于水,也不与水反应,除氟、氟化氢、氢氟酸外,与其他卤素、卤化氢及各种酸类均不起作用;但可与强碱溶液或熔化的碱反应生成硅酸盐和水,与多种金属氧化物在高温下反应生成硅酸盐。

【接触机会】

二氧化硅是地壳的主要成分之一,各种岩石和矿石中均含有一定量的游离二氧化硅,如石英含 99％、砂岩含 80％、花岗岩含 65％以上等。在工业生产中,二氧化硅是制造玻璃、陶瓷、耐火材料、瓷器胚料和釉料,各种硅砖以及碳化硅、硅金属、水玻璃、铸造砂型、研磨材料、光导纤维的重要原料,还用来检测混凝土、胶凝材料、筑路材料、人造大理石、水泥等建筑材料的物理性能等,故职业性接触游离二氧化硅粉尘的机会很多,最常见于矿山开采、隧道开凿、开山筑路、建筑工程、石英或宝石研磨筛选、建筑石材制作、铸件清砂、喷砂、石刻等作业。

【发病机制】

矽肺的发病机制总论中已有详细叙述,肺泡巨噬细胞(PAM)是矽尘的主要靶细胞;PAM 释放多种炎性因子和致纤维化因子是形成矽肺的必要条件和关键因素;二氧化硅颗粒还可刺激 PAM,引起细胞凋亡,并产生大量活性氧(ROS)、活性氮(RNS),诱发肺内炎症和纤维化。

除此之外,游离二氧化硅已被国际癌症研究中心(IARC)从动物致癌物升级为肯定的人类致癌物(Ⅰ类),值得进一步关注。

【病理改变】

矽肺的大体病理标本显示:肺体积增大,表面呈灰黑色,质坚韧,胸膜增厚粘连,肺组织内可见广泛矽结节和弥漫性间质纤维化;其肺面可见单个、境界清楚、硬度较高、直径 0.5～2.5mm 的结节,多位于支气管和血管周围,为灰白色(如接触的矽尘是比较纯的二氧化硅,结节也可呈蓝色或绿色;煤矿工人的矽结节呈黑色,接触赭石矿则为红色),结节周围肺组织常见有肺气肿。显微镜下,早期的结节主要由吞噬矽尘的巨噬细胞聚积而成,围绕胶原中心呈星状聚集,细胞间有网状纤维增生;而后,结节逐渐演变,主要由成纤维细胞、纤维细胞和胶原纤维构成,中心的胶原呈明显漩涡状,周围的炎症细胞减少;最后,胶原纤维发生玻璃样变,多从中央区开始,逐渐向周围发展,呈同心圆状或漩涡状排列,在玻璃样变的结节周围也可有新的纤维组织包绕,结节中央往往可见内膜增厚的血管;用偏光显微镜观察,可以发现沉积在矽结节和肺组织内呈双屈光性的矽尘微粒。小结节也可发生融合,并随着病变发展,形成大块纤维化或结节空洞。

肺实质(包括细支气管和血管)有广泛破坏,代之以广泛的胶原纤维增生,造成不同程度弥漫性间质纤维化,范围可达全肺 2/3 以上;胸膜也可因纤维组织弥漫增生而广泛增厚,甚至在胸壁上形成胸膜胼胝,有的可厚达 1～2mm。

肺门淋巴结是出现矽反应最早的部位,在 X 线胸片尚发现矽结节前,大体标本已可见到肺门淋巴结肿大、粘连;其组织学表现与肺部相似,如在淋巴结内可见散在非坏死性肉芽肿及类似纤维化的改变,在肺内出现典型的矽结节和严重的间质纤维化时,淋巴结也出现类似病变,且常重于肺组织改变,如矽结节形成、纤维化及钙化,淋巴结因而肿大、变硬。此外,矽尘还可随血液转运,在肝、脾、骨髓等处形成矽结节。

另有一种类型称"急性矽肺",但较少见,其病情进展很快,起因于高浓度游离二氧化硅暴露,且粉尘颗粒极小(直径通常仅 1～2μm),多见于喷砂作业。肉眼下,肺内矽结节并不多,肺外表呈灰色实变,提示肺脏出现明显弥漫性间质纤维化;显微镜下,肺泡中充满泡沫状渗出物,其间含有多量巨噬细胞,肺组织呈现广泛的间质纤维化及 II 型肺泡上皮细胞增殖,此种组织学特征颇似"肺泡蛋白沉积症"或"脱屑性间质性肺炎"。

【临床表现】

游离二氧化硅致病性最强,通常将接触含 10% 以上游离二氧化硅的粉尘作业称为矽尘作业;生产环境中的粉尘最高允许浓度(MAC)也常以游离二氧化硅含量为划分基础,如空气中游离二氧化硅在 10% 以下时 MAC 规定为 $2mg/m^3$,在 80% 以上时则规定为 $1mg/m^3$,超过以上标准即容易发病。

空气中游离二氧化硅的含量越高,颗粒越小(1～3μm),接触时间越长,越易发病,病情进展越快,病变也越典型。临床观察表明,粉尘中游离二氧化硅含量低于

30%时,发病工龄多在 20 年以上;如粉尘中游离二氧化硅含量较高(40%～80%)时,接触 5 年以上即可发病。石英喷砂工和石英粉碎工,因接触较高浓度的矽尘,病变进展多较快,胸片上纤维化结节通常较大,肺功能损害也较严重;急性矽肺尤其多发于接触高浓度、高二氧化硅含量的粉尘作业工人中,接尘 1～4 年即可发病,并可迅速进展为呼吸衰竭导致死亡。

1.*矽肺的主要症状*　矽肺早期,症状常轻微,仅有乏力、食欲缺乏、头晕、头痛、失眠、心悸等表现;随病情进展,呼吸系统症状逐渐明显,主要有以下几点。

(1)胸闷气短:这是呼吸困难的一种主诉,出现最早,呈进行性加重;最初常发生在体力劳动或剧烈运动后,以后在轻体力劳动甚或安静时也可出现。

(2)胸痛:多为阵发性,为性质、部位均不固定的刺痛或胀痛,发生原因可能与肺纤维化累及胸膜有关。如胸痛突然加重并伴有气急,应考虑自发性气胸的可能。

(3)咳嗽、咳痰:多因并发支气管、肺部感染所致,吸烟可使加重,随咳嗽加剧,亦出现多量黏液脓性痰;少数患者可咳少量血痰,大量咯血则罕见。

2.*矽肺的主要体征*　矽肺早期多无特殊体征,随病期进展及并发症发生,可出现各种相应的体征。如继发肺气肿时可出现桶状胸、叩诊过清音、杵状指;并发胸膜炎时,可闻及胸膜摩擦音;并发支气管炎,支气管扩张时,可有两肺干、湿性啰音;晚期并发肺源性心脏病时,可产生右心衰竭体征,如发绀、颈静脉怒张、肝大、下肢可凹性水肿等。

3.*主要并发症*

(1)支气管及肺部感染:矽肺患者由于肺部广泛纤维化,气道痉挛狭窄、引流不畅及全身和局部抵抗力降低,很易发生呼吸道感染,导致支气管炎、肺炎、支气管扩张等,一般好发于冬春季节,可有发热、咳嗽、咳痰、呼吸困难加重等表现。病原微生物多为革兰阴性杆菌,晚期患者尤易合并真菌感染,造成临床治疗困难。

(2)自发性气胸:矽肺由于肺部广泛纤维化、肺气肿、肺大疱形成,很易发生肺泡和脏层胸膜破裂,导致气胸。矽肺并发气胸的特点是复发率高,常为包裹性气胸,肺复张能力差;并发气胸后常可能导致结核及感染的播散,以及心肺功能衰竭。

(3)肺源性心脏病:由于矽肺广泛的肺间质纤维化,常引起肺循环阻力增高、肺动脉高压,最终发展为肺心病;其失代偿期主要表现为发绀、颈静脉怒张、肝大、少尿、下肢水肿等。

(4)呼吸衰竭:矽肺晚期由于肺组织广泛纤维化,有效通气面积减少,一旦并发上呼吸道或肺部感染、气胸等,常可导致失代偿性呼吸衰竭,临床出现以缺氧和二氧化碳潴留为主的表现。

(5)肺结核:矽肺患者多伴随免疫功能减退,并发肺结核的危险性常较高,且随矽肺期别升高而增高。矽肺并发结核后会使诊断复杂化,并加速病情进展,患者易发生咯血、气胸、呼吸衰竭等严重合并症,抗结核治疗效果较差,容易复发,因而是威胁矽肺患者生命的主要原因之一。

【实验室检查】

1.X线检查　在高千伏X线胸片上,常可见肺野内出现圆形小阴影,一般以p型小阴影为主,最初见于两肺中下区,较淡、较少;随着病变的进展,小阴影逐渐致密、增多,可遍及全肺,并出现q影和r影。小阴影也可聚集融合成块状大阴影,多见于两上肺野外带,开始时轮廓不清,而后逐渐发展成为致密而轮廓清楚的团块,形态可多种多样,可位于一侧,也可与肋骨垂直呈"八字形"对称分布于两上肺,周围多包绕有气肿带。

胸膜常有肥厚,肺门阴影增大、浓密,有时尚可见肺门淋巴结出现蛋壳样钙化。

2.肺功能检查　矽肺患者的VC(肺活量)、FVC(用力肺活量)、FEV_1(1秒用力呼气量)、FEV_1/FVC等肺通气功能指标常低于矽尘接触工人,残气量也略有增高,且随病情而呈进行性加重。

通气功能损害以混合型较多见。由于肺泡及间质的广泛纤维化、毛细血管闭塞,使弥散面积、通气/血流比例逐渐缩小,因而DLCO(肺一氧化碳弥散量)也可降低;小气道功能也可发生广泛损害。

3.血气分析　动脉血气分析显示,早期、无合并症的矽肺患者仅少数出现轻度低氧血症;随病情进展,PaO_2和$SatO_2$均会逐步下降,部分患者尚可伴有高碳酸血症,提示出现Ⅱ型呼吸衰竭。

4.其他辅助检查　肺CT检查对矽肺小阴影的检出率与高千伏X线胸片差别不明显,但在观察大阴影和胸膜病变方面则明显优于后者;对于肺癌、肺结核的鉴别诊断也有重要价值。

经皮胸腔穿刺肺活检或经胸腔镜肺活检,有助于矽肺的鉴别诊断。生化指标的检测,如血清铜蓝蛋白、血清纤维粘连蛋白、血清免疫球蛋白(IgG、IgA、IgM)等虽可以间接反映纤维化程度,但缺乏特异性,在临床上对于矽肺诊断和鉴别诊断的帮助并不大。

【诊断与鉴别诊断】

1.诊断　矽肺的诊断原则与其他尘肺病相同,即必须具有可靠的二氧化硅(石英)粉尘接触史,结合X线胸片表现特点,并排除其他原因引起的类似疾病,综合分析后,才可作出诊断。我国新颁布的《尘肺病诊断标准》(GBZ70-2009),可作为矽肺诊断与分期的主要依据。

在诊断过程中,除了要保证所摄胸片的技术质量外,还应坚持集体诊断,并对照标准片进行最终判断;对疑难病例,除了结合临床资料做好鉴别诊断外,还应参考有关的职业流行病学资料,进行综合分析。

2.鉴别诊断 矽肺除应根据职业接触史与其他尘肺进行鉴别外,还需注意与以下几种常见的肺部疾病相鉴别,如肺结核、肺癌、特发性肺纤维化、结节病、肺含铁血黄素沉着症等。

【治疗】

矽肺是可以预防但较难治愈、由环境因素引起的肺部疾病,目前尚无特效治疗药物,主要是采取综合措施延缓病变的进展,减少并发症,以延长患者寿命。具体原则如下。

1.去除病因 矽肺病诊断一经确定,不论其期别高低,均应尽快调离矽尘作业,使肺脏不再继续接触二氧化硅粉尘,这是延缓矽肺病变发展的一项重要措施。

2.抑制和减弱肺纤维化的发生发展 实验证明具有抑制肺纤维化作用的药物有克矽平(P_{204})、磷酸哌喹、磷酸羟基哌喹、粉防己碱、柠檬酸铝等,但前一二十年的临床应用并未见显示其在改善疾病症状或延缓病情等方面有何明显作用,且未获得国家食品和药品监督管理局批准,故近十余年来,对于矽肺基本上已无特效药物可资使用。

3.支气管肺泡灌洗术 支气管肺泡灌洗术包括全肺双侧大容量灌洗和小容量肺段灌洗两种方法。大容量灌洗主要目的在于去除肺泡腔内的粉尘、尘细胞、细胞碎片、分泌物,以及缓解症状和改善呼吸功能;小容量灌洗则可在灌洗基础上灌入增强免疫、抗感染及抗纤维化等作用的药物,目的在于增强体质,改善症状。但这种治疗方法能否延缓矽肺病变的进展,还需要继续进行观察研究。

4.肺移植 肺移植是治疗晚期矽肺最有希望的方法,尤其对于年轻的患者更有意义,但由于肺移植技术目前仍不成熟,且器官来源有限,目前临床上尚无法广泛采用。

5.综合治疗 早期矽肺患者肺功能代偿良好者,可从事轻工作,并加强健康教育,认真戒烟,适当参加体育锻炼和增加营养,以提高机体抵抗力;此外,还应及时给予抗氧化剂及止咳、祛痰、解痉、消炎等对症治疗药物,以阻遏肺纤维化进程,改善呼吸功能;还应定期复查随访,以及时处理病情变化。

矽肺并发的呼吸道感染以革兰阴性杆菌较多见,宜选用对革兰阴性杆菌敏感的广谱抗生素或联合用药,晚期矽肺患者应注意真菌的二重感染。

矽肺并发肺结核时,初治病例可根据病情轻重同时使用 2～4 种药物,如异烟肼、利福平、链霉素、对氨基水杨酸、乙胺丁醇等,常需强化治疗 3～6 个月,再减量或改为两种药物维持治疗半年至 1 年;对于复治病例,由于结核菌已对一种或多种抗结核药物耐药,多需使用二线抗结核药物,如吡嗪酰胺、卡那霉素、卷曲霉素、喹诺酮类抗生素等,且需要 3 种以上抗结核药物同时应用,抗结核治疗的时间也要适当延长。

并发肺心病时应卧床休息,并给予利尿、抗感染药物,强心药物宜小量使用,并及时处理其他并发症,如自发性气胸、支气管扩张、呼吸衰竭等。

丧失劳动力和生活自理能力的患者,可按国家有关规定,安排疗养或治疗。

预防和治疗并发症。

第三节　煤工尘肺

煤工尘肺(CWP)是指煤矿各工种工人长期吸入生产环境中的粉尘所引起尘肺病的总称,又称采煤工人肺尘病、黑肺病或炭末沉着症。以前认为,所谓煤工尘肺,实际上不过是一种"煤矽肺",但目前公认,长期吸入煤尘也可以引起肺组织纤维化,导致"煤肺",且存在剂量-反应关系,发病工龄多在 20～30 年以上,病情进展缓慢,危害较轻;煤工尘肺还包括矽肺。煤工尘肺中,以煤矽肺最多,约占煤工尘肺病例数 80％以上,单纯煤肺或矽肺各仅占 10％左右。

【接触机会】

煤是由沼泽地中腐烂植物沉积而成,地理条件使植物受到高压高温后形成泥煤,约经 2.5 亿年以上化学变化,泥煤逐渐变成褐煤,再转变为烟煤,最后形成无烟煤。煤本身所含游离二氧化硅通常很低,但与其沉积岩层成分(如砂岩、泥岩、页岩、淤泥、耐火石、石灰石等)密切相关,不同岩石层使不同煤矿或同一煤矿不同煤层的粉尘成分各不相同。因此,在煤矿生产过程中,既有煤尘又有矽尘同时存在。

矽肺主要见于煤矿从事岩石巷道开凿的掘进工;煤肺主要见于从事采煤、运煤、地面煤装卸等工作的采煤工、运煤工及装卸工;但煤矿的井下工种并不固定,大多数工人既从事岩石掘进接触矽尘,又从事采煤接触煤尘,在病理上往往兼有矽肺及煤肺的特征,故将此类尘肺称之为"煤矽肺",它是我国煤工尘肺最常见的类型,约占煤工尘肺的 80％以上。根据国家公布的资料,2003 年全国新发尘肺患者数 8364 例,其中煤工尘肺(4255 例),占总发患者数的 50.89％;截至 2005 年底,全国尘肺累积病例 607570 例,其中当年新发病例 9173 例,矽肺和煤工尘肺分别为 4358

例和 3967 例,两者共占尘肺病例总数的 90.8%,表明煤工尘肺仍是当前发患者数最多的尘肺病种之一。

【发病机制】

煤工尘肺的发病机制仍不完全清楚,多认为煤肺的致病原因与煤尘含有少量的游离二氧化硅有关,煤矿粉尘长期作用于肺泡巨噬细胞诱发活性氧产生,可导致细胞损伤。近年来,又开始关注遗传机制在尘肺发病中地位,研究认为尘肺是遗传因素与环境因素相互作用的结果,涉及缺氧、活性氧自由基、热应激等多种环境因素;已有研究发现,HSP70-1+190(G/C)位点多态性可能与煤肺有关,携带 CC 基因型煤尘接触工人较携带 GG 基因型的更易发生肺部病变;还有研究发现 HSP70-hom2437 基因多态性可能与煤工尘肺易感性及严重程度有关。

煤尘进入肺组织后主要沉着在终末细支气管及肺泡内,被巨噬细胞吞噬后即可穿过肺泡壁进入肺间质,沿淋巴液移行,在呼吸性细支气管处淋巴组织集合,对粉尘具滤过作用。煤尘和吞噬了煤尘的巨噬细胞(煤尘细胞)聚集在肺泡腔、肺泡壁、呼吸性细支气管和血管周围组织,形成煤尘灶和煤尘细胞灶,在煤尘和少量矽尘的作用下,灶内网状纤维增生;如吞入巨噬细胞内的粉尘尚含有矽尘颗粒,则可使巨噬细胞崩解并释放酶及生物活性物质,刺激纤维母细胞产生大量胶原,进而形成煤尘纤维灶。煤尘灶可压迫和破坏呼吸性细支气管管壁,导致管壁增厚、弹力纤维破坏,平滑肌结构受损;随着呼吸时肺内压力的变化,呼吸性细支气管及肺泡管可逐渐发生膨胀,形成灶周肺气肿或小叶中心性肺气肿,其中"灶周肺气肿"是煤工尘肺主要病理特征之一。广泛的肺气肿可明显损害患者的呼吸功能,是造成肺功能减退的主要原因。

煤矽肺则是在上述基础上出现煤矽结节,即在网状纤维和胶原纤维交织的结节中,出现煤尘、煤尘细胞和石英颗粒。

进行性大块纤维化(PMF)是煤工尘肺晚期的病变表现,在矽肺及煤矽肺病例较常见,煤肺发生 PMF 病变者极少。沈国安等曾对四川省南桐等 7 个煤矿 22266名接尘工龄在 3 年以上的矿工进行横断面调查,结果显示煤工尘肺 PMF 的患病率约为 0.77%。PMF 的形成机制尚不清楚,可能与吸入粉尘中的游离二氧化硅含量及累计接尘量有关;结核感染亦是促进 PMF 形成和发展的重要因素。对肺组织的生化成分分析显示,PMF 与肺内沉积的二氧化硅量及肺内脂类、胶原蛋白含量相关;有些患者血清中可检出非特异性抗体及抗核抗体,类风湿因子阳性率也高于单纯尘肺及正常人,提示也有免疫因素参与。

【病理改变】

煤肺的典型的病理改变为弥漫的煤尘灶、灶周肺气肿及肺间质纤维化。煤肺外观呈黑色,较软,切面可见大量的黑色斑点状的"煤斑"即煤尘灶,煤斑直径约1~4mm,由粉尘及尘细胞淤积在一级和二级呼吸性细支气管周围的淋巴管内形成,呼吸性细支气管位于次级肺小叶的中心部位,所以在一个肺小叶中可以看到5~6个煤斑。镜下,煤斑呈星芒状,紧伴扩大的呼吸支气管腔,由大量噬煤尘细胞和交织的网状纤维组成,后期可夹杂少量胶原纤维;呼吸性细支气管平滑肌因受压而萎缩,管腔扩张,这是形成灶周肺气肿或小叶中心性肺气肿的病理基础;煤尘和尘细胞还可沉积于肺泡腔、胸膜下和肺小叶间隔等处,并引流至肺门淋巴结,使之肿大。

煤矽肺的病理改变与一般矽肺相同,除有典型的矽结节外,还有煤尘沉着,以煤矽结节和大块纤维化为特征。煤矽结节系在煤肺背景上形成,形态类似于矽结节,以紧密排列的胶原纤维为核心,外周为一厚层煤尘细胞和纤维组织,纤维伸向邻近的肺泡间隔和小叶间隔,形成放射状圆结节;另一种形态是形成混合尘结节,多为圆形或椭圆形,直径约1~5mm或更大,组织学特点是胶原纤维与煤尘颗粒、尘细胞交织存在,无明显胶原核心。

PMF多见于煤矽肺晚期,病理学上常根据是否伴有PMF而将煤工尘肺分为单纯煤工尘肺和复杂煤工尘肺。PMF多位于两肺的上叶或中叶,为灰黑色或黑色、质地坚韧的纤维化团块,内部较为均匀一致。镜下见由粗大的胶原纤维束、堆积于纤维束间的尘细胞、淋巴细胞以及埋于其间的小支气管和小血管残迹、增生的肺间质组织交织融合而成;团块可因缺血、液化坏死而出现厚壁空洞,内存黑色稀薄液体,空洞较结核空洞小,有时不易鉴别;还有一种PMF是由很多煤矽结节融合而成的结节融合块。随着大块纤维化肺组织的收缩、上移,团块周边可形成气肿带或肺大疱,肺基底部也常出现肺气肿。

【临床表现】

据2003年对4255例煤工尘肺的调查报告,其平均发病工龄为21.27年,平均晋级年限为12.7年;与1986年全国尘肺病流行病学调查结果比较,发病年龄、发病工龄均有不同程度的缩短。

单纯煤工尘肺早期可无阳性临床症状和体征,或仅在劳累时稍有胸闷、气短;随着患者年龄增长和尘肺病变的进展,上述症状逐渐加重,并出现咳嗽、咳痰等。晚期重症患者可出现端坐呼吸、不能平卧;检查可见口唇、甲床发绀,桶状胸,呼吸音减低或粗糙;合并感染时可闻干性、湿性啰音、哮鸣音等。临床上煤工尘肺PMF

患者症状往往较进展与同期的矽肺为重。

常见并发症有。

1.肺部感染　煤工尘肺患者局部和全身的免疫防疫机制均降低,易引发肺部感染,此时,患者常出现呼吸困难症状短期内加重、咳嗽咳痰增多、痰液性质改变、两下肺部闻及湿啰音或较平时增多、肺心病和呼吸衰竭患者在常规治疗情况下心肺功能恶化等表现。由于尘肺患者存在肺血液循环和淋巴循环障碍,感染常迁延不愈,反复发作,并可能导致真菌二重感染。肺部感染反复发作会促使肺纤维化加重,进一步损害心肺功能,是尘肺患者病情恶化和死亡的重要原因。

2.肺结核　据 2003 年全国尘肺病报告发病情况分析,尘肺病合并肺 TB 的合并率也呈下降趋势,与 1986 年尘肺病流行病学调查结果的 15.82% 相比,下降了6.12%,其中煤工尘肺(5353 例)总的肺结核合并率为 9.92%,一期、二期及三期肺结核的合并率分别为 8.02%、15.1% 及 31.25%,分别高于同期二期、三期矽肺的结核病合并率(分别为 12.06% 及 10.91%),提示煤工尘肺更易合并结核。

3.肺源性心脏病　患者出现反复咳嗽、咳痰、胸闷等,经抗感染治疗效果差,呼吸困难无明显改善,且出现嗜睡者,应考虑合并肺源性心脏病可能。患者多有明显肺气肿,并可有球结膜水肿、颈静脉充盈或怒张、肺动脉第二心音亢进、双下肢水肿等。因煤工尘肺比矽肺有较高的慢性支气管炎和肺气肿并发率,故继发肺源性心脏病者也较多,对 105 例煤工尘肺并发肺心病患者进行的调查表明,煤工尘肺并发肺心病死亡占煤工尘肺死亡数的 32.47%,居煤工尘肺所有并发症之首,是煤工尘肺的主要死亡原因之一。

4.类风湿关节炎　国内报道 3.76% 煤工尘肺患者合并类风湿关节炎。煤工尘肺患者合并类风湿关节炎,常称为"类风湿尘肺",也称 Caplan 综合征;辅助检查见类风湿因子、自身免疫抗体多为阳性,血清免疫球蛋白异常。典型的 X 线胸片表现为肺内出现直径为 0.5～1.0cm 的类圆形结节,有的可达 5cm,一般多发,外带和下肺野居多;其影像学特点为边缘清楚,密度较低,多在关节炎发作前后出现,在出现关节炎后病情常迅速进展。类风湿尘肺也可融合形成大块,伴发空洞或钙化,易误诊为 PMF,但 PMF 多为煤工尘肺晚期表现,多见于矽肺和煤矽肺病例,而 Caplan结节则经常发生在煤肺病情相对较轻病例。病理学上,Caplan结节中心常为坏死组织及数量不等的胶原和粉尘,坏死区外层有浸润的淋巴细胞和浆细胞形成的细胞带,还可有多形核白细胞和少量巨噬细胞组成的活动性炎症外围带,附近的动脉可见闭塞性动脉内膜炎;不典型结节可为大小不等的圆形和不规则小阴影,诊断则较为困难。

【实验室检查】

1.X 线检查

(1)煤肺:煤肺的 X 线表现以细网状不规则阴影为主,其间可夹杂星芒状的圆形小阴影,形态不规则,边界较模糊,密度较低,可见到"白圈黑点"征象;晚期并发肺气肿时,双下肺透明度增高,膈肌低平。单纯煤肺时大阴影罕见,肺门和胸膜的改变亦较少。

(2)煤矽肺:煤矽肺早期以 p 型小阴影为主,也可以 p、q 型小阴影为主,或同时伴有少量 s、t 型小阴影;随尘肺病变加重,q、r 型小阴影增多。小阴影的分布以两中肺区多见,其次是两下肺区。

三期煤矽肺的大阴影多见于两中上肺区,是多个小圆形阴影增大、密集及融合形成,早期可不对称,边界多模糊;少数病例在没有明确小阴影或小阴影很稀疏的背景上也可出现大阴影。已形成的大阴影较致密,边界清楚,呈圆形、椭圆形或长条形,有的似腊肠状,与脊柱呈平行,上下延伸;大阴影周边可见密度减低的气肿带,也可见肺大疱。较严重的煤矽肺病例尚可在肺尖部、肺基底部出现密度减低区或肺气肿。

煤矽肺时肺门阴影增大较常见,有时还可见到肺门淋巴结蛋壳样环形钙化阴影,但较矽肺少见。

煤矽肺合并结核时圆型小阴影可较快的增大,边缘变得模糊,不对称;邻近胸膜明显增厚,有肺门引流带,团块不与后肋垂直;出现空洞时,洞壁多较厚,内壁凹凸不平,甚不整齐。

2.肺功能测定　煤工尘肺因大量的煤尘和煤尘细胞滞留于呼吸性支气管和肺泡,有煤斑、灶周肺气肿形成,以及大块纤维化及肺间质纤维化,呼吸性气道、肺组织弹性纤维破坏,故使肺通气功能及换气功能明显受损。损害类型既往报道以阻塞型多见,其次为混合型,限制型则较少见。本院分析了 301 例矽肺、煤工尘肺及陶工尘肺的肺功能,均以限制型通气功能障碍为主,与近年一些报道结果相同;同时还见矽肺和煤工尘肺随期别升高,肺功能障碍逐渐转为以混合型为主。上述这种肺功能损害类型的差别可能与判别标准不同有关,2002 年中华呼吸学会修订的慢性阻塞型肺病诊治指南接受了全球倡议的诊断分级标准,即以 $FEV_1/FVC <$ 70%作为诊断阻塞型肺病的早期灵敏指标;以往则主要依据 FEV_1 下降判断为阻塞型,FVC、FEV_1 两指标均下降判断为混合型,即显明显不足。

另有对 60 例矽肺患者肺功能 10 年的跟踪研究报告,认为通气功能障碍类型由阻塞型逐渐向限制型与混合性通气功能障碍转变,但原因有待分析。

肺功能测定是评价尘肺患者劳动能力和代偿功能的重要手段,也是较 X 线影像学改变更为敏感的检测手段,但在某种程度上受被测试者的主观因素影响,故应注意检测时的质量控制。

【诊断及鉴别诊断】

煤工尘肺的诊断与分期可根据我国 2009 年发布的《尘肺病诊断标准》(GBZ 70-2009)进行;确诊仍有赖于可靠的职业接触史及质量良好的 X 线胸片。

诊断时需注意与肺及支气管慢性感染鉴别,此时 X 线胸片可出现较多网状和点状阴影,但此类阴影密度多较低,常与肺纹理相连接,抗生素治疗后阴影可少或消失,有助于鉴别。

此外,还需注意与特发性弥漫性肺间质纤维化、肺含铁血黄素沉着症等鉴别;出现团块状影时需注意与肺结核和支气管肺癌相鉴别。

【治疗】

1.诊断一经确立后,应立即调离粉尘作业,注意身心健康、合理营养,进行适度的运动,以增强机体抵抗力和改善肺功能。

2.特效药物,可选用抑制肺纤维化的药物。

3.大容量肺灌洗术是近年正在探索的尘肺治疗新技术,拟通过灌洗排出一定数量沉积于呼吸道和肺泡中的粉尘及由粉尘刺激产生的与纤维化有关的细胞因子,达到阻止肺纤维化进展的目的;治疗后患者自觉临床症状有改善,但其远期效果尚需进一步观察和总结。

4.对症治疗,可服用止咳、平喘、祛痰、消炎药物。

5.积极防治并发症,特别是呼吸道感染和结核。

第四节　职业性哮喘

支气管哮喘是一种由多种细胞,特别是肥大细胞、嗜酸性粒细胞和 T 淋巴细胞参与的气道慢性炎症性疾病,临床表现为反复发作性喘息、呼吸困难、胸闷、咳嗽,经治疗可缓解,亦可自行缓解。病理生理特点为急性支气管平滑肌痉挛、黏膜及黏膜下水肿、黏液过度分泌、支气管上皮剥脱、管腔黏液栓形成及下气道壁不可逆纤维化,由此产生气道高反应性(AHR)以及气道阻塞,导致上述临床表现。

由于职业原因接触生产环境中的致喘物质所引起的哮喘称为"职业性哮喘",典型的表现为工作期间或工作后出现咳嗽、胸闷、喘息,常伴有鼻炎、结膜炎,症状的发生与工作环境有密切关系。职业性哮喘是支气管哮喘的一种,其患病率约占哮喘的 2%～15%；美国普通人群大约有 5%（1100 万～1200 万人）患有哮喘，其中至少有 3% 是职业性哮喘，工作相关性哮喘约占所有哮喘的 15%。某些职业人群哮喘的患病率尤为突出，如聚氨酯（PUR）作业人员中哮喘的患病率可达 5%～10%，接触邻苯二甲酸酐（PA）人群哮喘的患病率可达 20% 以上，谷物作业工人哮喘患病率为 2%～40%，含酶清洗剂生产人员中哮喘患病率可达 16%～45%，可见本病在职业病领域中十分常见。

【病因】

存在于工作环境中的可引起哮喘的物质称为职业性致喘物，目前已经记录在册的致喘因子有 250 余种，仍有许多可疑因子尚待确定。他们可分为高分子量的生物学物质和低分子量的化学物质两类，其中大多数为职业性致喘物，少数属于刺激性物质，他们广泛分布于化工、合成纤维、橡胶、塑料、粘合剂、电子、制药、印刷、纺织、皮革、油漆、颜料、照相、冶炼、农药、家禽饲养、粮食及食品、饮料、木材加工、作物种植、实验研究等工农业生产岗位或技术部门。

目前我国职业性哮喘规定的病因范围暂限于异氰酸酯类[甲苯二异氰酸酯（TDI）、二苯甲二异氰酸酯（MDI）、六甲二异氰酸酯（HDI）、萘二异氰酸酯（NDI）等]、苯酐类[邻苯二甲酸酐（PA）、苯三酸酐（TMA）、四氯苯酐（TCPA）等]、多胺类（如乙二胺、二乙烯二胺、三乙基四胺、氨基乙基乙醇胺、对苯二胺等）、铂复合盐、剑麻、抗生素中的青霉素类（6 ΛPΛ）和头孢菌素类（7-ACA）、甲醛、过硫酸盐等 8 大类。

【发病机制】

哮喘的发病机制尚未完全清楚，多数人认为，变态反应、气道慢性炎症、气道反应性增高及植物神经功能障碍等因素，共同参与了其发病过程。具体发病机制可大致归纳如下。

（一）变应反应

职业性致喘物中的动植物、微生物所含有的蛋白、多糖、糖蛋白、多肽等成分，分子量较高（约 20～50kD），具有完全抗原特性，可使人体致敏，当变应原进入具有过敏体质的机体后，通过巨噬细胞和 T 淋巴细胞的传递，刺激机体的 B 淋巴细胞合成特异性 IgE 或 IgG_4，并结合于肥大细胞和嗜碱性粒细胞表面的高亲和性的 IgE 受体（FcεRl），使之成为致敏细胞，其状态可维持数月或更长，若长期不接触变应原，此致敏状态可逐渐消失；一旦变应原再次进入体内，则可与致敏细胞表面的 IgE 或 IgG_4 交联，从而促发细胞内一系列的反应，使该细胞合成，并脱颗粒，释放多种活性介质如组胺、激肽原酶、缓激肽、白三烯（LTs）、血小板活化因子（PAF）、前列腺素 D2（PGD2）、中性粒细胞趋化因子等,导致平滑肌收缩、黏液分泌增加、血管通透性增高和炎症细胞浸润等,而炎症细胞在介质的作用下又可分泌多种介质,使气道病变加重,炎症浸润增加,诱发"速发性变态反应"（IAR）,产生哮喘的临床症状,其中个体特异质在发病中的地位十分重要。

由于不同类型、不同病程的哮喘,都表现为以肥大细胞、嗜酸性粒细胞、T淋巴细胞等多种炎症细胞在气道的浸润和聚集,这些细胞相互作用,分泌出数十种炎症介质和细胞因子,这些介质、细胞因子与炎症细胞互相作用构成十分复杂的反应网络,使气道炎症持续存在并形成恶性循环,提示炎症反应在哮喘的发病机制中的地位不容忽视。

职业性致喘物中的有机和无机化学物或药物,分子量均较低,多 $<5kD$,属于半抗原,但其化学结构中的活性反应基团在进入人体后可与体内蛋白结合而成为全抗原,亦可使人致敏,引起哮喘。这些化学物除对人致敏外,尚可引起黏膜的刺激性炎症,导致气道高反应性（AHR）。

（二）直接刺激

目前普遍认为气道炎症是导致气道高反应性的重要机制之一,气道上皮损伤和上皮内神经的调控等因素亦参与了 AHR 的发病过程。当气道受到刺激后,可引起多种炎症细胞释放炎症介质和细胞因子——被称为"神经源性炎症";其还可通过神经轴索反射引起副交感神经兴奋性增加、神经肽释放等,最终导致 AHR。此外,刺激物还可直接损伤气道黏膜柱状上皮细胞,使之坏死、脱落、上皮细胞间隙增宽,导致神经末梢裸露,对外来刺激敏感化,并释放 P 物质等感觉神经多肽,亦导致气道高反应性。此类机制主要见于氯气、氨气、二氧化硫等刺激性气体中毒后出现的哮喘。

AHR 为支气管哮喘患者的共同病理生理特征,然而出现 AHR 者并非一定是支气管哮喘,如长期吸烟、接触臭氧、病毒性呼吸道感染、慢性支气管炎及慢性阻塞性肺疾病（COPD）等也可出现 AHR,但中度以上 AHR 一定会引起哮喘。

（三）神经介质异常

支气管受复杂的植物神经支配,除胆碱能神经、肾上腺素能神经外,还有非肾上腺素能非胆碱能（NANC）神经系统,其兴奋性改变或介质分泌异常,均可能诱发哮喘。

如 β 肾上腺素能受体功能低下、迷走神经张力亢进,可能还有 α-肾上腺素能神经的反应性增加等;有如 NANC 神经能释放舒张支气管平滑肌的神经介质（如血管肠激肽、一氧化氮等）以及收缩支气管平滑肌的介质（如 P 物质、神经激肽等）,两者平衡失调,也会引起支气管平滑肌收缩,哮喘发作。

　　某些职业性致喘物可直接使支气管-肺组织释放组胺等介质;或阻断 β_2 肾上腺素能受体,使 cAMP 水平下降;或直接抑制胆碱酯酶而引起神经介质乙酰胆碱蓄积等,从而导致平滑肌痉挛、气道阻力增高等生物学效应。此种机制主要见于棉麻尘、异氰酸酯及有机磷农药等所致哮喘。

　　以上机制多非单一、孤立地起作用,而常常是混合存在,或是以一种为主,其他为辅,互相牵连,呈现交错复杂的联系。经典的支气管哮喘理论认为,支气管平滑肌的痉挛、肥大是引起哮喘病的主要病理学改变,但近年来的研究证实,无论在发病机制还是影响气道通气功能方面,气道炎症以及炎症诱发的气道重塑比平滑肌痉挛的作用更为重要,因为大、中支气管软骨环的支撑力可大大限制气道平滑肌的痉挛效应,仅在细小支气管、气道平滑肌痉挛诱发明显的气道狭窄方面发挥作用。

　　有关气道炎症的性质曾存有一定争议,如变应性炎症、神经源性炎症、感染性炎症等,但根据气道炎症的细胞浸润以嗜酸性粒细胞为主,目前多数学者倾向于哮喘病的气道炎症是变应性的。同时还认为,在变应原诱发的速发相哮喘反应中,引起哮喘气道通气障碍的原因以气道平滑肌痉挛为主,而在变应原诱发的迟发相哮喘反应中,气道变应性炎症改变是哮喘气道通气障碍的主要原因,即是气道变应性炎症导致的黏膜炎性水肿、充血、渗出物以及黏液栓形成等引起了气道的阻塞性改变;近年通过对哮喘病患者肺段内变应原支气管激发试验前后纤维支气管镜活组织病理学检查,证实了此推论。

【病理】

　　哮喘病的气道炎症十分明显,以前多认为以小气道为主,可是最近的研究表明,其气道炎症可以遍布于大、小气道的 20 多级支气管直至肺泡,提示哮喘病的气道炎症是广泛而弥漫性的,几乎累及整个气道,通常越靠近管腔的组织层面,其炎症损伤就越严重,因此,气道上皮的炎症损伤往往最为严重。

　　气道重塑以气道慢性炎症为发生基础,是气道炎症慢性化发展的必然结果,由于气道长期持续性的炎症反复发作、反复修复,结果导致组织增生而发生重塑。气道重塑多发生在成年哮喘患者,儿童哮喘较为少见。气道上皮的炎性损伤—修复—再损伤—再修复所导致的气道重塑可能是哮喘病发展成难治性哮喘重要的病理学基础。气道重塑在临床上可表现出可逆性较差甚至不可逆性的气道通气功能障碍和气道高反应性,同时仍然可以出现迟发相哮喘反应的特征。

【临床表现】

　　多数职业性哮喘临床表现与一般支气管哮喘相似,但也有其发作特点,如每当接触职业性致喘物后即会诱发喘息,伴有呼吸困难、咳嗽,两肺出现弥漫或散在哮鸣音,脱离接触后自行缓解,如此反复;气道亦可对其他刺激物呈高反应性,使非特异性支气管激发试验为阳性反应,如醋甲胆碱或组织胺吸入激发试验、运动试验等。

由抗原或半抗原致喘物引起的变应性哮喘,在临床上具有以下特点。

1.接触人群中仅有少数人发病,患者多具有特异质或过敏家族史。

2.发病与接触剂量无明显效应关系,低剂量接触同样可诱发哮喘,如 TDI,在环境浓度为 0.5ppm 时才有黏膜刺激作用,但吸入 0.001ppm(相当于 1/500 毒性浓度)即可诱发哮喘。

3.发病存在较长的潜伏期,从第一次接触到发生哮喘,可数周、数年到 20 年不等,一般说来,高分子量有机物潜伏期较长,需数年,而一般化学品潜伏期则较短,多可在一年内诱发。

4.发生哮喘前常存在与过敏有关的前驱症状,如过敏性鼻炎、荨麻疹等。

5.实验室免疫学指标如抗原支气管激发试验(A-BPT)、变应原皮肤试验(A-ST)、抗原特异性抗体(S-IgE、S-IgG4)检测等往往呈阳性,其水平与气道高反应性相平行。

6.支气管活体病理及支气管肺泡灌洗液(BALF)检查符合变应性哮喘特征,如病理检查示气道腔支气管壁有广泛嗜酸性粒细胞浸润、血管扩张、微血管渗漏、上皮脱落、管腔黏液栓形成等,BALF 检查示有大量嗜酸性粒细胞、上皮细胞及肥大细胞,主要碱性蛋白(MBP)和白三烯(LT)含量增加等。

而由刺激性气体中毒后出现的哮喘则具有如下临床特点。

(1)支气管哮喘出现在一次高浓度刺激性气体中毒事件后,并持续反复发作较长时间;患者原无哮喘史,也无特异质倾向。

(2)实验室检查示有气道阻力增高,存在气道高反应性,非特异性支气管激发试验阳性,但无明显的免疫学指标异常。

(3)支气管活检标本显示有黏膜损害、炎症,但无明显的嗜酸性粒细胞和 T 淋巴细胞浸润。

【诊断与鉴别诊断】

要诊断职业性哮喘,首先要明确临床上存在"支气管哮喘"的证据,亦即按照国内支气管哮喘的诊断标准作出肯定的临床诊断;而后再在上述基础上进行病因判断。

(一)支气管哮喘的诊断

我国关于支气管哮喘的主要诊断标准是:反复出现的发作性喘息、呼吸困难、胸闷或咳嗽;双肺闻及散在或弥漫性、以呼气期为主的哮鸣音;症状经治疗可缓解或可自行缓解;可排除引起喘息或呼吸困难的其他疾病,如慢性支气管炎、喘息性支气管炎、心源性喘息、支气管肺癌等。

对症状不典型的患者,应至少具备下列一项肺功能试验阳性。

1.若基础第一秒用力呼气量(FEV$_1$)或呼气流量峰值(PEF)＜正常值80%,而吸入肾上腺β$_2$受体激动剂后,该值增加15%以上。

2.PEF日内变异率或昼夜波动率＞20%。

3.非特异性支气管激发试验如醋甲胆碱(MCh)或组胺(HA)激发试验、运动激发试验阳性。

(二)职业性哮喘的诊断

职业性哮喘由于属于职业性疾病,病因诊断尤有重要意义,因为这不仅涉及疾病的预防、治疗,也涉及劳动赔偿,与劳动者和用人单位切身利益有着密切关系,故诊断的技术性与政策性均较强。世界各国政府根据本国具体情况划定了职业性哮喘的不同范围,以此作为本国的法定职业病,如英国规定有赔偿的职业性哮喘只包括7类病因,即:①异氰酸酯类;②铂复合盐;③酸酐及多胺固化剂;④松香树脂助焊剂;⑤工业蛋白水解酶;⑥研究、教学部门实验室用动物、昆虫;⑦收割、研磨、加工、干燥过程中的谷物粉尘。我国已颁布《职业性哮喘诊断标准》(GB257—2002),其规定的范围是:①异氰酸酯类;②苯酐类;③多胺类;④铂复合盐;⑤剑麻。由上可见,目前规定的职业性哮喘大多或主要是变应性哮喘,因此,在病因诊断方面可以以此作为出发点,寻求有病因特异性的诊断方法,以便明确职业性病原物,除外非职业性原因,达到早期诊断、预防和治疗的目的。主要途径有如下。

1.职业接触史及病史　有确凿的接触规定范围内的职业变应原的病史是诊断本病的前提;其次是患者从事本职业前无哮喘病史,而接触某职业性变应原后发生哮喘,每次哮喘发作与接触前述职业性有害因素有密切关系,脱离接触则不发病;作业工龄一般在半年以上,发病有较长的潜伏期,病前期常有过敏性鼻炎或皮肤过敏;速发型变态反应介质阻滞剂、抗组胺药以及肾上腺糖皮质激素均有预防及治疗效果。

2.抗原特异性实验室指标异常　这是病因诊断必不可少的客观依据,是确定可疑职业病原物、与非职业性哮喘进行鉴别的重要手段,主要包括体内及体外试验两个方面。

（1）体内试验

1）变应原皮肤试验：是最常用而又简便的试验方法，多数职业性变应原如枯草杆菌蛋白水解酶、铂复合盐、谷物等均可产生即刻型阳性反应；某些低分子量化学物如 TDI（二异氰酸甲苯酯）、PA 等作为半抗原事先与蛋白结合后进行皮试，并以载体蛋白作为对照试验，目前常用皮内或点刺法，重复试验多呈阳性反应。

2）"室内"或"职业型"支气管激发试验（BPT）：是变应原直接作用于气道的试验方法，可确立可疑职业性变应原与临床上发生气道阻塞症状间的因果关系，并可观察呼吸道反应类型，是病因诊断的最直接的依据。鉴于当前实验室条件以及职业性哮喘本身特点的要求，目前多采用职业型 BPT，即自然 BPT，或现场 BPT、模拟现场 BPT，其方法较室内 A-BPT 更易于实施与掌握，便于推广，工人易于接受，观察时间也较长，容易发现迟发型反应及工作环境对气道功能的影响。常用的观察方式为：工作前检测基础肺功能值；进入工作岗位后每 15 分钟至 1 小时连续进行肺功能（FEV_1）及临床症状、体征的观察，至少 8 小时；FEV_1 下降值≥15％以上即为阳性。

（2）体外试验：如抗原特异性抗体检查，包括特异性 IgE、特异性 IgG 或 IgG4 等测定，是应用较为普遍、用于证明可疑职业致敏原的体外试验方法。目前常采用放射变应原吸附试验（RAST）或酶联免疫吸附试验（ELISA），对 TDI 及 PA 所致哮喘的检测阳性率可高达 50％～100％。

通过以上实验室方法，结合职业史、病史综合分析，即可进行诊断。

（三）职业病哮喘的分级

根据我国的《职业性哮喘诊断标准》，其病情可分为三级。

1.观察对象　　出现胸闷、气短、咳嗽、咳痰，并有发作性哮喘，两肺可闻及哮鸣音，但缺少特异性实验室指标异常者；或在体检中仅发现有特异性实验室指标异常，而临床上缺少典型的发作性哮喘症状、体征者。但此级病情尚未被纳入法定职业病范畴。

2.轻度哮喘　　具有以下任何一项者，可诊断为轻度哮喘。

（1）经数月或数年潜伏期后，出现胸闷、气短、发作性哮喘，两肺哮鸣音，可伴有咳嗽、咳痰；脱离有害物质，症状可在短期内自行缓解；再次接触后，可再发；并具备任何一项特异性实验室指标异常。

（2）哮喘临床表现不典型，但有气道反应性增强的实验室指征（如醋甲胆碱或组胺支气管激发试验阳性），并具备任何一项特异性实验室指标异常。

3.重度哮喘　　在轻度哮喘基础上出现反复哮喘发作，具有明显的气道高反应性表现,伴有肺气肿,并有持久的阻塞性通气功能障碍。

(四)鉴别诊断

注意与慢性支气管炎、慢性喘息性支气管炎、心源性喘息、支气管肿瘤性哮喘等相鉴别,也应注意与非职业性哮喘的区别(表5-1)。

表 5-1　职业性哮喘与非职业性哮喘的病史鉴别

	非职业性哮喘	职业性哮喘
过敏家族史	常有	可有
年龄	低,幼时哮喘史	较高
发作季节性	有	无
症状发作	接触普通致敏原	职业性致喘物接触
情绪影响	常有	少
普通过敏原皮试	常阳性	常阴性

【治疗】

1.诊断一旦确立,即应尽快脱离原工作岗位,甚至脱离周围有害环境,这既是重要的预防措施,也是根本的治疗措施。经验证明,早期脱离职业性变应原不但能明显降低气道高反应性,而且使完全治愈不再复发的机会也大为增加。

2.哮喘发作时则以药物控制为主,目前主要采用以下几类药物。

(1)β_2 受体激动剂:可与细胞膜上 β_2 受体结合,激活腺苷酸环化酶,使细胞内 ATP 转化为 cAMP,而导致一系列生物学效应。常用药物如:沙丁胺醇、特布他林、丙卡特罗、沙美特罗等;可口服、气雾吸入及注射给药。

(2)黄嘌呤类药物:可抑制磷酸二酯酶,使 cAMP 水解减少,维持胞内 cAMP 水平,并可刺激内源性儿茶酚胺释放,增强呼吸肌收缩力,兴奋呼吸中枢,加速气道分泌物清除等;常用药物有氨茶碱、缓释茶碱等。

(3)抗过敏药:包括抗组胺药如氯苯那敏、赛庚啶/去氯羟嗪、特非那定、氯雷他定、地氯雷他定、西替利嗪等,可阻断 H1 受体;介质阻断剂如色甘酸钠、酮替芬、孟鲁司特等,可阻断炎症介质,稳定肥大细胞膜。

(4)肾上腺皮质激素类:具有抗感染作用,可干扰炎症介质合成、减少微血管渗出、防止炎症细胞活化,并可加强支气管舒张剂的效用;依据病情可口服、注射及气雾吸入用药。常用药物为泼尼松、地塞米松、甲强龙等;气雾剂如倍氯米松、布地奈德、丙酸氟替卡松等。

3.中医药辨证施治

4.其他对症治疗

【预防】

1.降低工作环境中有害物质浓度：这对于化学性致喘物可减轻气道黏膜刺激性损害,减少气道高反应性发病率具有重要作用。降低浓度的方法为通风除尘、改良工艺、改变产品、原料替代、加强维修保养、清洁生产环境、及时处理废品、加强安全管理、定期进行环境检测等。

2.减少化学物接触：主要措施为封闭或隔离式操作,直接接触化学品时需佩带个人防护用具,如防护服、防毒口罩、防护帽等。

3.做好卫生宣教,控制吸烟,减少呼吸道刺激物接触;认真执行就业前体格检查,严格筛查就业禁忌证,有特异质及明显气道疾病者不能进入存在致敏原的工作岗位。

4.接触致喘物的作业人员,应定期进行体格检查。其内容应包括：呼吸疾病症状学调查及物理学检查,必要时应进行肺功能检查(通气功能或高峰呼气流速的长期记录等)、A-ST 以及血清特异性抗体检测。

5.一旦发现哮喘患者,应及时脱离原岗位,避免再接触。如果发现过敏性鼻炎患者,也应提高警觉,及时治疗,以预防过敏症状的扩展并诱发哮喘发作。

6.提高管理人员的对职业性过敏疾患的认识,建立职业性致敏物名单,控制接触人数,并开展流行病学前瞻性研究及预防措施研究等。

第六章　职业病中毒

第一节　职业性皮肤病

职业性皮肤病是指在职业活动中接触化学、物理、生物等生产性有害因素引起的皮肤及其附属器的疾病。

职业性皮肤病的发病原因复杂,致病因素众多,在生产条件下,最常见的主要致病因素可分为化学性、物理性及生物性三大类。化学性因素是引起职业性皮肤病的最常见原因,约占90%以上。除上述三大类致病因素外,患者年龄、性别、皮肤类型、原有皮肤病情况、个人卫生及其防护、生产环境、季节等与发病亦有一定关系。

职业性皮肤病的临床表现多种多样。根据《职业性皮肤病诊断标准总则》(GBZ 18—2002)规定,职业性皮肤病可分为皮炎、色素变化、痤疮、皮肤溃疡、感染性、疣赘、角化皲裂、痒疹、浸渍糜烂、毛发、指甲改变及其他等十余种类型。本节仅阐述目前已有国家职业性皮肤病诊断标准的几种疾病。

一、职业性皮炎

职业性皮炎在职业性皮肤病中最多见,约占全部职业性皮肤病的80%以上。按致病因素不同可分为接触性皮炎、光接触性皮炎、电光性皮炎、药疹样皮炎及放射性皮炎等。

1.职业性接触性皮炎　职业性接触性皮炎是指在劳动或作业环境中,直接或间接接触具有刺激和/或致敏作用的有害因素引起的急慢性皮肤炎症性改变。其主要由化学因素所致,其他物理、生物因素也可引起。按其发病机制可分为刺激性接触性皮炎和变应性接触性皮炎两型。

(1)刺激性接触性皮炎(原发性刺激性接触性皮炎)

①概述。刺激性接触性皮炎是皮肤接触刺激物后,由原发性刺激性作用引起的一种非变应性皮肤炎症反应。其特点主要是与接触刺激物的量、时间与皮肤损

伤的程度有明显的相关性,而个体差异性相对较小。

②接触机会。常见的刺激物有硫酸、硝酸、盐酸、氢氟酸、铬酸等,氢氧化钾、氢氧化钠等;锑和锑盐、砷和砷盐、重铬酸盐、氟化铍等金属元素及其盐类;醋酸、水杨酸、石炭酸等,乙二胺、丙胺、丁胺等有机物;松节油、二硫化碳、石油和焦油类溶剂等。生产和使用这些化学物质的均有机会接触。

③发病机制。此类化学物对皮肤的损害主要是原发性刺激作用。如强酸、强碱在一定浓度和作用时间下可使皮肤组织产生急性的损伤,而长期反复的接触弱的刺激物可表现为慢性反应。一般认为是一种非免疫性的炎性反应,但近年越来越多的学者认为免疫机制也参与了该类型皮炎的发生。

④临床表现。接触后常立即发病。皮损均发生于直接接触部位,如手、前臂和腕屈侧,手因掌部皮肤较厚则好发于指背、指侧和手背。皮疹好发部位还与刺激物的状态有关。如为固态、液态刺激物,常累及手部和前臂;如为烟雾或气体,则累及面部、颈部及上胸部;如为粉尘则好发于皮肤皱褶处,如颈下等;如工作服被污染或因搔抓等原因间接接触所致,皮疹常发生于腰腹部、股内侧、外阴等处。轻者只有红斑、瘙痒,数天后脱屑而愈;重者在红肿的基础上迅速发生水疱以至大疱,疱破后有糜烂、渗液现象。病程具有自限性,停止接触致病物后,一般1～3周可痊愈。长期反复接触弱刺激物,呈现慢性皮炎表现,使皮肤逐渐失去弹性,反复发作,经久难愈。

⑤诊断。有明确的职业性刺激物接触史;发病的特点及临床表现与刺激物的性质、浓度、温度、接触时间和方式等因素有密切关系;有群发的流行病学特点,排除其他原因。依照《职业性接触性皮炎诊断标准》(GBZ 20—2002)进行诊断。

⑥治疗及处理。a.立即用大量清水冲洗皮肤上的刺激物,不要等待中和液,以免贻误病情。冲洗要充分,不要遗漏毛发、皱襞等部位。b.暂时脱离避免接触可疑致病物及其他促使病情加剧的因素。c.按一般接触性皮炎的治疗原则对症处理。d.因本病由刺激物的原发性刺激作用所致,任何接触者均可发病,故患者治愈后可以恢复工作,但应改善劳动条件,加强个人防护,并搞好个人和环境卫生,减少或避免皮肤接触,以防皮炎再发。

(2)变应性接触性皮炎

①概述。职业性变应性接触性皮炎是指皮肤接触变应原后,经过一段时间,再接触此变应原后而发生的炎症反应。

②接触机会。常见的致敏物质有:染(颜)料及其中间体、显影剂类、橡胶制品的促进剂和防老剂、天然树脂和合成树脂,其他如铬酸、镍及其盐类、三硝基酚、六

六六、普鲁卡因、磺胺类、抗生素类等。近年在使用劣质的美容美发用品时也常发生变应性接触性皮炎。

③发病机制。变应性接触性皮炎为细胞介导迟发型（Ⅳ型）变态反应，大部分抗原为低分子量半抗原物质，常能穿透皮肤，和表皮细胞膜的载体蛋白结合，再与表皮内的抗原递呈细胞——郎格罕细胞表面 HLA-DR 抗原结合形成完全的抗原复合物，被郎格罕细胞递呈给 T 淋巴细胞使之增殖、分化，完成初次反应阶段，经过一段时间，皮肤再次接触致敏物引起已致敏的 T 淋巴细胞活化，释放炎症递质，引起皮肤炎症反应。

④临床表现。有一定的潜伏期，初次接触并不发病，经过 5～14 天再次接触才发病。症状以瘙痒为主。皮损多发生于手、前臂等暴露部位，可向周围蔓延。非接触部位亦可发病，高度敏感者可波及全身。皮疹常呈湿疹样改变，分布一般对称，边缘大多模糊不清。急性损害为水肿性红斑、丘疹、水疱，但大疱少见，疱破后出现糜烂、渗液、结痂等。急性期如皮损处理不当，或继续接触致病物，常演变为亚急性或慢性湿疹改变。脱离致敏原后，大部分病例 1～3 周皮损消退，也有的病例可迁延很久，甚至反复发作。

⑤诊断。有明确的职业变应原接触史，结合发病及临床特点，现场流行病学调查，必要时可以致敏物做斑贴试验获阳性结果，排除其他原因，参照《职业性接触性皮炎诊断标准》（GBZ 20—2002）方可诊断。对疑为职业性变应性接触性皮炎，诊断依据不足者，经动态观察反复证明脱离接触即愈、恢复接触即发病者可明确诊断。

⑥治疗及处理。a.及时清除皮肤上残留的致敏物，暂时避免接触致敏物、交叉致敏物及其他促使病情加剧因素。b.局部处理同刺激性接触性皮炎。c.全身处理如瘙痒明显时，可内服抗组胺药物。病情较重或一般疗效不佳者，可考虑短期使用皮质类固醇激素。d.本病发病除接触变应原外，还与个体素质有关。若反复发病，长期不见好转，影响工作者，可考虑调换工作，脱离有致敏物的环境。

2.职业性光接触性皮炎　外源性光敏性皮炎是指暴露于某些外来的光敏物与光线作用后发生的反应。按光敏物到达皮肤的途径不同分为光接触性皮炎和光化性药疹两种。光接触性皮炎是指皮肤暴露于光敏物（如沥青、煤焦油、蒽、氯丙嗪等工业化学物），局部又受日晒或人工紫外线光源照射后引起的一种炎性反应。光化性药疹是指内用光敏性药物（如异丙嗪、磺胺、萘啶酸、补骨脂等），同时皮肤受晒后引起的一种炎性反应。

能产生光敏作用的光线主要是中长波（波长 290～400nm）紫外线。凡能产生光敏作用的物质称为光敏物。光敏性皮炎依其发病机制不同,可分为光毒性皮炎及光变应性皮炎。

(1)职业性光毒性接触性皮炎

①概述。是指皮肤接触一定浓度被光能激活的光敏物后引起的急性炎症反应,其特点没有免疫过程,初次接触后即可发病。

②接触机会。常见的光毒性化合物有煤焦油、沥青、蒽、吖啶、蒽醌基染料,药物如补骨脂素类、酚噻嗪、磺胺等。发病多见于长期操作煤焦油或焦油沥青工人、药厂生产工人等。

③发病机制。其机制是光源照射后,紫外线的光子被光敏物质吸收,使其电子激发而活化,生成的光化学产物直接作用于皮肤的细胞膜、胞浆及胞核的过程为光敏作用,没有免疫过程。

④临床表现。该皮炎多发于夏季。常见于操作光敏物质的工人,在工作时受日光照射或工作后未洗净皮肤上的污染物再经日晒后致病。皮损多见局限于暴露部位,界限明显。轻者呈局限性片状红斑,有烧灼或疼痛感。严重时可出现水肿和水疱、大疱,疱破后糜烂、渗液、结痂或伴有眼结膜炎及全身症状,如头痛、头晕、乏力、口渴等。皮炎愈后留有弥漫性色素沉着是光毒性皮炎的特点之一。如反复发作,可见皮肤干燥、粗糙、浸润,肥厚性斑块,部分苔藓样变。

⑤诊断。根据《职业性光接触性皮炎诊断标准》(GBZ 21—2006)进行诊断。

(2)职业性光变应性接触性皮炎

①概述。是由于皮肤接触某些光敏性物质再经一定波长光线照射所引起的一种免疫性炎症反应。

②接触机会。经常接触的光变应性化合物有卤代柳酰苯胺、酚类化合物、氯丙嗪、磺胺类、噻嗪类化合物等。生产和使用这些化合物的作业均有机会接触。

③发病机制。与变应性皮炎的发病机制相似,所不同的是必须有光能参与才能引起炎症反应,已进入皮肤的光敏物经光能激活后转变为光半抗原再与载体蛋白共价结合成全抗原,引起Ⅳ型变态反应。

④临床表现。皮损常发生于接触光敏物的暴露部位且受光照后5～14天或更久后出现,致敏后再接触一般在24h内发病;皮疹表现为急性湿疹样,即水肿性红斑,上有小丘疹或水疱,皮损边缘常不清楚,可发生非照射部位皮肤以及全身。自觉瘙痒,可伴灼痛,一般无全身症状。脱离接触并处理后可渐愈,愈后不留色素沉着,恢复接触则皮损可再发,少数患者可越发越轻。有些患者即使脱离接触,皮损仍迁延不愈。同工种、同样条件下仅少数人发病。皮肤光斑贴试验结果常为阳性。

⑤诊断。有职业性光敏物质接触史,发病前有日光(紫外线)照射史,参考现场职业卫生学调查和同工种发病情况,必要时可作光斑贴试验综合分析,排除多形性日光疹、药疹、湿疹、红细胞生成原卟啉症等。根据《职业性光接触性皮炎诊断标准》(GBZ 21—2006)进行诊断。

(3)职业性光接触性皮炎的治疗及处理　不论是哪一种职业性光接触性皮炎,其治疗及处理可按下列原则:①应及时清除皮肤上存留的致病物。暂时避免接触光敏性物质及可引起交叉过敏的物质,避免日光照射或外用遮光剂。②根据病情按接触性皮炎治疗。光变应性皮炎者可内服抗组胺药,严重者可服泼尼松。③严重的光毒性皮炎在治疗期间可根据病情给予适当的休息。治愈后,如改善劳动条件和加强个人防护或避免在日光下操作,仍可从事原工作。光变应性皮炎反复发作者,除给予必要的休息、治疗外,可考虑调换工种。

3.职业性电光性皮炎

(1)概述:是指在劳动中接触人工紫外线光源,如电焊器、碳精灯、水银石英灯等引起的皮肤急性炎症。目前随着生产条件的改善,加强预防工作以及防护知识的普及,本病的发病率已减少。

(2)接触机会:本病常发生于电焊工及其辅助工,操作碳精灯、水银石英灯的工人,实验室工作人员及医务人员等。一般是在无适当防护措施或防护不严的情况下发病。

(3)发病机制:本病由波长 290～320nm 的紫外线辐射所致。人体皮肤接触过量的人工紫外线辐射后,于数小时内即可在暴露部位发生红斑反应,并引起水疱。紫外线长期、反复作用可引起皮肤老化甚至癌变。

(4)临床表现:本病常在照光后数小时内发病,主要发生于颜面、颈部、手背、前臂等暴露部位。皮损局限于光照部位,轻者表现为界限清楚的水肿性红斑,伴灼热及刺痛感;重者在水肿性红斑的基础上出现水疱或大疱,甚至表皮坏死,疼痛剧烈。反应程度,视光线强弱、照射间长短及个体差异(肤色)而定。如病情较重者,常伴有头痛、恶心、心悸、发热等全身症状。当眼部无防护措施或防护不当,可伴发电光性眼炎(角膜炎、结膜炎)。

(5)诊断:有明确的职业接触史,具有急性皮炎的临床表现,与非职业性因素引起的类似皮炎,如晒斑、光敏性皮炎、接触性皮炎、烟酸缺乏症等鉴别后,根据《职业性电光性皮炎诊断标准》(GBZ 19—2002)进行诊断。

(6)治疗及处理:按一般急性皮炎的治疗原则对症处理。①急性皮损局部可外用炉甘石洗剂或皮质类固醇霜。病情严重者,可内服泼尼松。合并有电光性眼炎者,需与眼科医师共同处理。②加强个人防护,操作紫外线光源时需穿工作服、戴手套及面罩,避免直接接触。③病情轻者暂时避免接触数日,适当安排其他工作,重者酌情给予适当休息。治愈后,在加强防护的条件下可以从事原工作。

4.职业性三氯乙烯药疹样皮炎

(1)概述:职业性三氯乙烯药疹样皮炎是我国近年出现的新职业病,是指在职业活动中接触三氯乙烯引起的以急性皮肤炎症性反应为主要表现的全身性的变应性疾病。Scnwartz 等早在 1947 年就首次描述了三氯乙烯引起的全身性剥脱性皮炎,之后国外文献陆续有所报道。我国广东从 1988 年在首次发现三氯乙烯引起的严重剥脱性皮炎病例后,已陆续发现 270 多例严重皮肤损害病例,而且发病集中在广东省的涉外企业。本病虽发病率不高,但病情较严重,应引起重视。

(2)接触机会:三氯乙烯是溶解能力极强的溶剂,常用作金属去脂剂、干洗剂、溶剂或萃取剂等;用于五金、电镀、电子、玩具、印刷等行业以及作为生产三氯乙烯工厂的产品;用于金属脱脂、衣服干洗,也用于农药制备、有机合成等。生产或使用三氯乙烯的工人均有机会接触。

(3)发病机制:三氯乙烯主要经呼吸道侵入机体,也可经消化道和皮肤吸收。从临床的病例显示,患者接触三氯乙烯后需经过 5~40 天或更长的潜伏期才发病,且同工种、同样工作环境下仅个别人发病。推测其发病机制与个体的遗传易感性有关。也认为与三氯乙烯在体内代谢异常,代谢活性产物的直接作用,细胞因子及免疫细胞共同作用下引起的表皮细胞凋亡有关。多认为是一种 T 淋巴细胞介导的迟发型变态反应。

(4)临床表现:本病自接触至发病经过 5~40 天或更长的潜伏期,但常不超过80 天。临床上以皮肤损害、发热、肝脏损害和浅表淋巴结肿大为主要表现。皮损早期多见于直接接触或暴露部位,如手、前臂、颜面部、颈或胸部等,以后迅速蔓延至全身。临床皮损表现为急性皮炎,多呈剥脱性皮炎,部分为多形红斑、重症多形红斑或大疱性表皮坏死松解症。根据患者皮损特点及黏膜损害情况,分为以下四种类型:①剥脱性皮炎。皮疹开始为对称性、散在性红色斑丘疹,于 1 天至数天内发展到全身,皮疹处可肿胀,部分可融合呈片状红斑。严重病例的皮疹全身都有鲜红色水肿性红斑,可致体无完肤,面部肿胀显著,常有溢液结痂,口腔黏膜间亦累及。约 1~2 周皮疹转暗,脱屑增多。皮肤干燥绷紧,颈、口角、关节和前胸等处皮肤常发生皲裂、渗出和继发感染。皮疹和表皮脱落可反复多次,逐次减轻,最后呈糠麸样,病情渐恢复正常。②多形红斑。皮损为红斑、丘疹、水疱等。典型皮疹是呈暗红色或紫红色斑片,周围有淡红色晕,中央可有水疱,呈靶样。除口腔外,一般不累及其他部位的黏膜。③重症多形红斑。一种严重的大疱形多形红斑,伴有口、眼、生殖器黏膜损害。④大疱性表皮坏死松解症。皮疹开始为鲜红色或紫红色斑片,很快增多扩大,融合成棕色大片,重者体无完肤,黏膜亦可累及。很快皮疹上出现巨形松弛性大疱,发展成全身性、广泛性、或多或少对称性的表皮松解,形成很多3～10cm 的或多或少平行或带扇性的皱纹,可从一处推到几厘米或十几厘米以外。触之表皮极细极嫩,似腐肉一样,稍擦之即破,呈现红色腐烂面,但很少化脓。眼、鼻、口腔黏膜亦可剥脱。

实验室检查可见肝肾功能异常,血白细胞计数可轻中度偏高,部分病例血嗜酸粒细胞增高。代谢产物尿三氯乙酸可阳性,其含量测定为近期接触三氯乙烯的指标,由于在脱离接触 5 天后尿三氯乙酸含量通常接近正常,且与发病无明确关系,故未列为诊断指标。皮肤斑贴试验可有助于诊断,但鉴于本病病情一般较为严重,该试验不宜作为常规,应综合分析,才能作出正确判断。必要时可在病愈一段时间后才酌情进行,并密切观察病情变化,以便及时处理。

(5)诊断:根据明确的职业接触三氯乙烯史,皮肤急性炎症性反应、发热、肝损害和浅表淋巴结肿大为主的临床表现及相应的实验室检查结果,结合现场职业卫生学调查,进行综合分析,并排除其他原因所致的类似疾病,参考《职业性三氯乙烯药疹样皮炎诊断标准》(GBZ 185—2006)方可诊断。

(6)治疗及处理:①立即脱离原岗位,及时清洗污染皮肤、更换污染衣物;②应住院治疗,避免再接触三氯乙烯及其他促使病情加剧因素;③合理使用糖皮质激素,使用原则为及早、足量及规则减量;④加强护肝治疗;⑤做好消毒隔离和皮肤、黏膜护理,积极控制感染;⑥加强营养支持及对症处理;⑦用药应力求简单,尽量避免交叉过敏;⑧治愈后不得再从事接触三氯乙烯的工作。劳动能力鉴定可参照GB/T 16180—2006 的有关条文处理。

二、职业性黑变病

1.概述　　职业性黑变病是皮肤色素性变化的一种类型。该病是指劳动或作业环境中存在的有害因素引起的慢性皮肤色素沉着性疾病。该病约占职业性皮肤病的 2%～5%。

2.接触机会　　引起职业性黑变病的外源性致病因素常有煤焦油、石油及其分馏产品,橡胶添加剂及橡胶制品,某些颜料、染料及其中间体。故本病所涉及的行业及工种颇广。

3.发病机制　　发病机制至今不明,可能是多因素作用的结果。认为可能与所接触的化学物引起炎症,可以促进巯基氧化;患者的血清铜离子浓度升高,血清巯基浓度降低,从而减弱巯基对酪氨酸酶的抑制作用。这些作用最终使酪氨酸酶活性增强,黑色素生成增加,导致色素沉着。还有一些碳氢化合物可能直接促进黑色素代谢,或通过皮炎引起黑变病。引起该病的致病物众多,但接触人群中只有少数人发病,提示本病的发生可能与个体内在遗传因素有关;内分泌紊乱和神经精神因素也可能参与本病的发生。

4.临床表现　　多发生于中年人,病情呈渐进性慢性经过。发生色素沉着前或初期常有不同程度的红斑和瘙痒,待色素沉着较明显时,这些症状即减轻或消失。皮损多呈网状或斑(点)状。有的可融合成弥漫性斑片,界限不清楚。有的呈现以毛孔为中心的小片状色素沉着斑。少数可见毛细血管扩张和表皮轻度萎缩。颜色呈深浅不一的灰黑色、褐黑色、紫黑色等,表面往往有污秽的外观。色素沉着部位以面部的额、颞、颧颊部、鼻唇沟、耳前、眶周为主,也有累及耳后、颈部,也可发生在躯干、四肢或呈全身分布。可伴有轻度乏力、头晕、食欲缺乏等全身症状。

5.病理改变　　病理检查镜下主要所见:表皮轻度角化过度,棘层变薄,基底细胞液化变性,真皮浅层载黑色素细胞增多,毛细血管周围有淋巴细胞、组织细胞、载黑色素细胞浸润。

6.诊断　　根据职业接触史、接触期间内发病,特殊的临床表现,参考作业环境调查等,综合分析,排除黄褐斑、光毒性皮炎继发的色素沉着、艾迪生病、黑棘皮病、皮肤异色病等其他色素沉着性皮肤病,依照《职业性黑变病诊断标准》(GBZ 22—2002)可诊断。

7.治疗及处理

(1)一般治疗:①大剂量维生素 C。维生素 C 有抑制黑色素形成的作用。有报道维生素 C 3～5g 加入 10％葡萄糖液 500ml 内静脉点滴,每日 1 次,共 14 天。然后改用中药六味地黄丸连服 28 天为 1 个疗程,共治疗 3～4 个疗程,有较满意的疗效。②B-巯乙胺配合铜离子。抑制酪氨酸酶活性,抑制黑色素形成。常用 200～400mg 加入 25％葡萄糖液 20～40ml 静注,3 周为 1 疗程。可酌情用 3～6 个疗程。③对症治疗。局部可外用 5％白降汞软膏、3％氢醌霜、20％壬二酸、曲酸霜等。

(2)患有黑变病和严重色素沉着性皮肤病者不宜从事橡胶加工及接触矿物油类、某些染(颜)料等工作。做好就业前皮肤科检查及工作后定期体检。

(3)本病一般不影响劳动能力。但由于患者停止接触后色素沉着可缓慢消退,必要时可调离发病环境。治愈后的职业性黑变病患者亦应避免再次接触致病物。

三、职业性痤疮

1.概述　是指在生产劳动过程中接触矿物油类或某些卤代烃类所引起的皮肤毛囊、皮脂腺的慢性炎症性损害。根据不同的致病因素,本病可分为两大类:由煤焦油、页岩油、天然石油及其高沸点分馏产品与沥青等引起的称为油痤疮;由氯的有机化合物等引起的称为氯痤疮。职业性痤疮是常见的职业性皮肤病之一,其发病率仅次于职业性皮炎。

2.接触机会　在生产中接触到的致痤疮物主要有两大类:一类是石油和煤焦油分馏产品,前者包括原油、各种柴油、润滑油、机油等;后者包括煤焦油、焦油沥青及杂酚油等。另一类是卤代烃类化合物,包括多氯(溴)萘、多氯(溴)联苯、多氯苯、多氯酚、多氯氧芴、四氯氧化偶氮苯、二噁英(TCDD)、聚氯乙烯热解物等。凡是在生产劳动中接触上述化合物的操作工人均有可能发生职业性痤疮。

3.发病机制

(1)油痤疮:发生有四个方面的原因:①矿物油对毛囊皮脂腺结构的化学性刺激,引起其导管开口上皮细胞增殖与角化过度,使皮脂排出发生障碍。②机械性的阻塞作用,如被尘埃、金属屑污染的油质将毛孔阻塞,亦可形成黑头粉刺。③毛囊炎、疖肿可能与继发性细菌感染有关。④油痤疮较多发生于青年工人,一方面可能因其皮脂腺的生理功能旺盛。

(2)氯痤疮:发病机制与皮脂腺的鳞状上皮增生及毛囊外根鞘部位的增粗有关,致病物质作用于未分化的皮脂腺细胞,使其转化为角质形成细胞,其导管上皮细胞增殖角化,产生黑头及囊肿。皮肤接触、摄入或吸入某些卤代烃类均能引起氯痤疮。

4.临床表现　一般潜伏期大致为 1～4 个月,任何年龄、任何接触部位均可发病。

(1)油痤疮:皮损多发生于易受油污部位如眼睑、耳郭、四肢伸侧,特别是与油类浸渍的衣服摩擦的部位,而不限于面颈、胸、背、肩等寻常痤疮的好发部位。皮损为毛囊性损害,表现为毛孔扩张、毛囊口角化、毳毛折断及黑头粉刺。常有炎性丘疹、结节及囊肿。较大的黑头粉刺挤出黑头脂质栓塞物后,常留有凹陷性瘢痕。皮损一般无自觉症状或有轻度痒感或刺痛。

(2)氯痤疮:皮损以黑头粉刺为主,初发时常在眼外下方及颧部出现密集的针尖大的小黑点,日久则于耳郭周围、腹部、臀部及阴囊等处出现较大的黑头粉刺,伴有毛囊口角化,间有粟丘疹样皮损,炎性丘疹较少见。耳郭周围及阴囊等处常有草黄色囊肿。有人认为这种草黄色囊肿是氯痤疮的特征性体征之一。

5.诊断　　根据明确的职业接触史,特有的临床表现及发病部位,参考工龄、发病年龄、作业环境调查及流行病学调查资料,结合对病情动态观察,进行综合分析,排除寻常痤疮与非职业性外源性痤疮即可诊断。依照《职业性痤疮诊断标准》(GBZ 55—2002)进行诊断。

6.治疗及处理

(1)避免接触有关致病物;注意皮肤清洁卫生;内服维生素 A、B 族维生素、维生素 C;严重者可内服异维 A 酸,但应注意其有致畸、升高血脂的副作用,育龄妇女及血脂高者慎用;酌情应用四环素和/或大环内酯类抗生素;结节囊肿较大者,可局部注射皮质类固醇。可外用维 A 酸、过氧化苯甲酰霜或凝胶等。

(2)本病一般不影响劳动能力。皮损较轻者,在加强防护的情况下可继续从事原工作。对严重患者,如合并多发性毛囊炎、多发性囊肿及聚合型痤疮治疗无效者,可考虑调换工作,以免继续接触致病物。

四、职业性皮肤溃疡

1.概述　　是指在职业活动中皮肤接触某些铬、铍、砷等化合物所致形态较特异、病程较长的慢性的皮肤溃疡。典型的溃疡呈鸟眼状,如铬溃疡(铬疮)、铍溃疡等。另外镍、镉也可引起特殊的溃疡。

2.接触机会　　引起职业性皮肤溃疡的致病物主要为六价铬化合物和可溶性铍化合物、砷等化合物。故发病多见于铬、铍被广泛应用的纺织、制革、摄影、电镀以及机器制造、冶炼、航空等行业的人员。

3.发病机制　　这些化合物在高浓度时是剧烈的氧化剂,具有明显的刺激性和腐蚀性,使皮肤蛋白组织分解引起溃疡。现认为铬溃疡(铬疮)是因为六价铬经伤口或摩擦穿透皮肤引起腐蚀所致。腐蚀性较强的氟化铍的微小颗粒还可通过完整的皮肤引起溃疡。

4.临床表现　　皮损好发直接接触致病物的部位,如手背、手指、前臂、小腿等,特别是指、腕、踝关节处。溃疡一般易发生于有皮肤破损的部位,在皮肤损伤的基础上,再接触致病物而发病。皮损多为单发,有时也呈多发性。初起多为局限性水肿性红斑或丘疹,继之中心发生坏死,并在数日内破溃。典型的溃疡多呈圆形,直径约 2～5mm,表面常有少量分泌物,边缘清楚,日久则呈"鸟眼状"的溃疡。溃疡初起时疼痛不明显,继发感染时则疼痛明显。溃疡的大小、深浅随致病物的性质、接触量和接触方式的不同而异。如继续接触致病物,溃疡可侵及深部组织,且不易愈合。病程可迁延数月才愈,愈后易留萎缩性瘢痕。

5.诊断　有明确的铬、铍、砷等化合物的职业接触史。发病前局部常有皮肤损伤史,特殊的皮肤表现,结合现场劳动卫生调查资料,排除其他原因引起的溃疡,依照《职业性皮肤溃疡诊断标准》(GBZ 62—2002)进行诊断。

6.治疗及处理

(1)及时处理破损皮肤。若破损皮肤接触了致病物,应立即用清水彻底冲洗,并保护创面,防止溃疡形成。若出现皮肤溃疡,有报道清洁创面后应用中药五味生肌散(乳香、没药、血竭、儿茶各 10g,冰片 4g,研成粉末)外用治疗可取得满意疗效。

(2)一般不影响劳动能力。在加强防护的情况下,可继续从事原工作。

(3)有严重皮肤病,如湿疹、银屑病等患者不宜从事接触铬、铍、砷等化合物工作。

五、职业性化学性皮肤灼伤

1.概述　职业性化学性皮肤灼伤是指从事职业生产过程中接触的常温或高温的化学物直接对皮肤刺激、腐蚀作用及化学反应热引起的急性皮肤损害,可伴有眼灼伤和呼吸道灼伤。

2.接触机会　接触强酸、强碱、酚类、氯气、溴、磷、钡盐、镁、苯、沥青等均可引起皮肤灼伤。发病除与其种类有关外,还与化学物浓度、状态、温度及吸收剂量有关。

3.发病机制　化学灼伤因各种化学物的性质不同而有不同的机制。强酸灼伤引起细胞脱水,凝固坏死,故灼伤面不易扩散且常不侵犯皮肤深层。强碱吸收水分使细胞脱水坏死,形成碱性蛋白质,变性蛋白质可进一步溶解,脂肪皂化,病变易向深层发展。酚为细胞原生质毒性物质,有强烈腐蚀作用,低浓度引起蛋白质变性,高浓度使蛋白质沉淀,吸收后可引起全身中毒。黄磷烧伤深,可伴全身磷中毒。镁灼伤可穿透深部组织,出现广泛坏死。

4.临床表现　接触上述化学物后,在接触部位产生的急性皮肤损害,如红斑、水疱、坏死、焦痂,伴灼痛或剧痛。其表现因化合物不同而不同,如强酸灼伤可见创面干燥、边缘清楚,其中硫酸的创面呈黑色或棕黑色,盐酸创面为黄蓝色,硝酸创面为黄褐色。氢氟酸灼伤早期无症状,数小时后出现疼痛,皮肤潮红至暗红色,再出现坏死。铬酸灼伤为黄色水疱或黄色溃疡,坏死深达骨膜。强碱灼伤为水疱或红色坏死创面,不断向深层进展。酚灼伤创面为黄褐色或棕褐色,呈干性或湿性损害。黄磷、酚、热的氯化钡、氰化物、丙烯腈、四氯化碳、苯胺等除引起皮肤灼伤外,还可经皮肤、黏膜吸收,引起该化学物全身中毒表现。

化学性皮肤灼伤的严重程度要根据灼伤分级标准,并结合化学中毒分级而定,不能仅以灼伤的面积大小而忽略了灼伤后可能导致的严重性,甚至危及生命。

化学性皮肤灼伤深度的估计常用三度四分法,灼伤面积的估计常用新九分法和手掌法。

5.诊断　　根据职业接触史,临床症状、体征,即皮肤接触某化学物后所产生的急性皮肤损害,如红斑、水疱、焦痂,即可诊断为该化学物灼伤。依照《职业性化学性皮肤灼伤诊断标准》(GBZ 51—2002)分为轻度灼伤、中度灼伤、重度灼伤和特重灼伤。

6.治疗及处理

(1)迅速移离现场,脱去被化学物污染的衣服、手套、鞋袜等,并立即用大量流动清水彻底冲洗,一般要求 20～30min。碱性物质灼伤后冲洗时间应延长。应特别注意眼及其他特殊部位如头面、手、会阴的冲洗。灼伤创面经冲洗处理后,必要时可进行合理中和治疗。

(2)化学灼伤创面应彻底清创,剪去水疱,清除坏死组织,深度创面应立即或早期进行切(削)痂植皮或延迟植皮。

(3)化学灼伤与热烧伤的常规处理相同。

(4)其他处理:①功能部位的灼伤,造成五官、运动系统或脏器严重功能障碍者,酌情安排工作或休息。②非功能部位的灼伤,治愈后无后遗症,可回原岗位工作。

第二节　职业性眼病

一、化学性眼部灼伤

1.概述　　化学性眼灼伤是由于直接接触各种化学物质等工业生产使用的原料、制成的化学品和/或剩余的化工原料等所致。致眼损伤的化学物质主要有碱和酸类化学物质或其他化学物的气体、液体或固体等的腐蚀剂、氧化剂、刺激剂、催泪剂、有机溶剂和表面活性剂等。

2.接触机会　　在生产和使用这些化学物质的人员在工作中如不注意劳动安全和使用规范均有可能被化学物直接刺激、溅入眼部或意外事故引起眼化学性损伤。

3.发病机制　　化学性眼灼伤的程度与化学物质的种类、浓度、剂量、作用方式、接触时间、面积以及与化学物质的温度、压力及所处状态有关。同时还取决于化学物质穿透眼组织的能力。角膜的上皮、内皮和结膜是亲脂性组织，水溶性物质不容易透过，而角膜实质层和巩膜属于亲水性组织，脂溶性物质不易溶解和透过；而具有水溶性，又具有脂溶性物质则易透过眼组织。尤其是碱性化学物质，具有双相溶解性，能很快穿透眼组织，渗入眼组织深部，即使马上冲洗干净或停止接触后，已渗入组织内的碱性物质仍可继续扩散，引起内眼组织的破坏，而且是持续性的。造成角膜穿孔或其他并发症而失明。酸性物质的灼伤则主要引起凝固性坏死，在眼组织表面形成焦痂，有减缓酸性物质继续向深部组织扩散的作用。但临床上也不能轻视。

4.临床表现　化学性结膜角膜炎临床表现有明显的眼部刺激症状，如眼痛、灼热感或异物感、流泪、眼睑痉挛，眼部检查可有结膜充血、角膜上皮脱落等。荧光素染色有散在的点状着色。视力一般不受影响，预后好。化学性眼灼伤可有眼睑皮肤或睑缘充血、水肿和水疱，无后遗症；荧光素染色裂隙灯下观察可见角膜上皮有弥漫性点状或片状脱落，角膜实质浅层水肿浑浊。严重时可有眼球灼伤，出现结膜坏死，巩膜坏死，角膜全层浑浊呈瓷白色，甚至穿孔，眼睑皮肤、肌肉和/或睑板溃疡，修复期出现瘢痕性睑外翻、睑裂闭合不全。

5.诊断　根据明确的眼部接触化学物或在短时间内受到高浓度化学物刺激的职业史，和以眼睑、结膜、角膜和巩膜等组织腐蚀性损害的临床表现，参考作业环境调查，综合分析，排除其他有类似表现的疾病，方可诊断。可参照《职业性化学性眼灼伤诊断标准》（GBZ 54—2002）进行诊断。

6.治疗及处理

(1)治疗原则：①化学性结膜角膜炎和眼睑灼伤应积极对症处理，必要时脱离接触。眼球灼伤者应立即就近冲洗，就近以生理盐水或清洁水彻底冲洗结膜囊，其用量为每只眼至少500ml，冲洗时间一般为5～10min。预防感染，加速创面愈合，防止睑球粘连和其他并发症。②严重眼睑畸形者可施行成型术。③为防止虹膜后粘连，可用1%阿托品散瞳。

(2)其他处理：化学性结膜角膜炎、轻度化学性眼灼伤多在数天内完全恢复，视力一般不受影响，痊愈后可以恢复原工作。中度、重度化学性眼灼伤常产生严重并发症或后遗症，视功能可不同程度受损。单眼灼伤者应脱离接触化学物，适当休息后，根据恢复情况安排适当工作；双眼灼伤者，应根据医疗终结时的残留视力，决定其工作与否。

二、电光性眼炎

1.概述　电光性眼炎是眼部受紫外线照射所致的角膜结膜炎。紫外线波长14～400nm,一般指波长 200～400nm 的电磁波。可来源于自然光源(如太阳光紫外线)和人工光源(如电弧光)。

2.接触机会　电焊作业人员及所有从事接触紫外线辐射的作业人员皆可发生。亦有在高山、雪地、沙漠、海面等炫目耀眼的环境下工作者,长期接受日光中大量反射的紫外线引起(称雪盲)。

3.发病机制　紫外线眼损伤多为电性损害,以短波紫外线为强,长波紫外线较弱。眼部组织吸收紫外线的最大效应波长是 270nm。机体核酸和蛋白质有特别强的吸收紫外线的能力,角膜上皮细胞损害,系由于组织中存在着这些物质对紫外线吸收所致的结果。

4.临床表现　紫外线角膜结膜炎一般在眼部受到紫外线照射数小时后才出现症状,早期患者可有轻度眼部不适,如眼干、眼胀、异物感及灼热感等。一般为 6～12h。严重者有眼部灼热感加重,并出现剧痛、畏光、流泪、眼睑痉挛,这些症状可持续 6～24h。几乎所有不适症状在 48h 内消失。检查时可见面部和眼睑皮肤潮红,重者可见红斑;睑裂部球结膜充血,角膜上皮脱落,荧光素染色阴性。长期反复的紫外线照射可引起慢性睑缘炎和结膜炎等。

5.诊断　根据眼部受到的紫外线照射的职业史,和以双眼结膜、角膜上皮损害为主的临床表现,参考作业环境调查,综合分析,排除其他原因引起的结膜角膜上皮的损害,方可诊断。可参照《职业性急性电光性眼炎(紫外线角膜结膜炎)诊断标准》(GBZ 9—2002)进行诊断。

6.治疗及处理　①暂时脱离紫外线作业。②急性发作期,应采用局部止痛、防止感染的治疗,辅以促进角膜上皮修复之治疗。③其他处理。观察对象者观察病情 24h。急性电光性眼炎者脱离接触紫外线作业或休息 1～2 天;重者可适当延长(不超过 1 周)。

三、职业性白内障(含放射性白内障、三硝基甲苯白内障)

职业性白内障是由职业性化学、物理等有害因素引起的以眼晶状体浑浊为主的疾病。可与全身疾病不平行。职业性白内障致病因素主要为化学、物理因素两大类。临床表现共同点为眼晶状体不同程度、不同部位及不同形态的浑浊。常见的临床类型及主要致病原因有中毒性白内障、电离辐射性白内障、非电离辐射性白内障(暂未制定职业性诊断标准)。

1.职业性中毒性白内障

(1)概述:职业性中毒性白内障主要是由于长期接触三硝基甲苯(TNT)、萘、铊、二硝基酚等所引起。以 TNT 引起的白内障最为常见,TNT 白内障是 TNT 中毒的典型表现之一。TNT 白内障发病率与作业工种、工龄密切相关。

(2)接触机会:TNT 俗称黄色炸药,主要用于国防工业,在采矿和开凿隧道时多用含 10%TNT 的硝铵炸药,在制造硝铵炸药的生产工艺过程中可接触 TNT 粉尘和蒸气,在运输、保管、使用过程中也可接触到 TNT 粉尘和蒸气。此外,TNT 还可用作染料和照相药品中间体。

(3)发病机制:现已证明 TNT 进入人体后对人体的毒作用部位首先是侵害红细胞,但究竟是 TNT 的直接毒作用,还是 TNT 代谢产所致尚需要进一步探讨。

有证据证明 TNT 进入体内,先经硝基还原转变成亚硝基活性阴离子自由基(代谢产物),然后才能与大分子血红蛋白结合为加合物。由于人的红细胞寿命有 4 个月之长,所以 TNT-血红蛋白加合物能较长时间停留在体内,慢性反复接触可呈现蓄积作用。在体内还原为 TNT 硝基阴离子自由基,还可以形成大量活性氧,这些可能与白内障的形成有关。

(4)临床表现:①眼睑皮肤可有红斑和丘疹,疹后脱屑,慢性者呈苔藓化。②结膜、角膜、巩膜均可受刺激而发生炎症,尤以睑裂暴露部位明显。③眼底改变。少数 TNT 接触者可发生视网膜出血、视神经炎、球后视神经炎甚至视神经萎缩。接触高浓度者,除出现"青紫面容",整个眼底还呈暗紫色,离岗后均可恢复。④晶状体改变。晶状体为 TNT 中毒最易发病的部位。晶状体浑浊程度与接触时间及接触量有相关关系。用彻照法检查晶状体,可见晶状体周边部环状暗影为多数楔形浑浊连接而成,楔底向周边,尖端指向中心。周边部与环形暗影间有一透明带。裂隙灯检查周边部浑浊位于前后皮质和成人核内;中央部环状浑浊和盘状浑浊为晶状体前皮质内的细小灰黄色颗粒状浑浊,位于瞳孔区,其直径可与瞳孔大小相等;随着晶状体周边部浑浊的加重,晶状体皮质的透明度可降低。⑤视力。晶状体周边部浑浊对视力一般无明显影响;晶状体前中央环或盘状浑浊、后极部盘状浑浊或蜂窝状浑浊,随着浑浊致密度的增加及范围的扩大,可导致不同程度的视力障碍。⑥视野。可有不同程度周边视野缩窄,以红色视野明显,偶有中心暗点。

(5)诊断:有明确的化学职业性有害因素接触史,以眼晶状体浑浊为主要临床表现,参考作业环境调查和空气中化学物质浓度测定,综合分析,排除其他非职业因素所致眼晶状体改变,参考《职业性白内障诊断标准》(GBZ 35—2002)可诊断。

（6）治疗及处理：①临床上尚无治疗 TNT 白内障特异药物。一般可给予促进晶状体营养代谢药物，口服维生素 C、维生素 B₁、维生素 B₂、谷胱甘肽等。按白内障常规治疗处理。如晶状体完全浑浊，可施行白内障摘除术，术后酌情配矫正眼镜，有条件者可行人工晶体移植术。②凡对视力发生确切影响者，应脱离接触。已有晶状体浑浊而无明显视功能损害者，也应酌情调换其他工作。晶状体浑浊、视力或视野明显受损，应适当安排休息或从事轻工作。

2.电离辐射性白内障

（1）概述：电离辐射性白内障分放射性白内障和电击性白内障。放射性白内障是指由 X 射线、γ 射线、中子及高能 β 射线等电离辐射所致的晶状体浑浊。电击性白内障是指检修带电电路、电器，或因电器绝缘性能降低致漏电等电流接触体表后发生的电击而造成的眼晶状体浑浊。

（2）接触机会：凡接触 X 射线、γ 射线、中子及高能 β 射线等人员均有机会发生放射性白内障。见于放射事故伤员、放疗患者、辐射工作者。

（3）发病机制：放射性粒子对眼部的直接作用是使晶状体前囊下的上皮细胞内 DNA 损伤，则有丝分裂受抑制和细胞异常生长。间接作用是其使细胞内产生大量自由基，引起晶状体细胞染色体畸形、核碎裂及变形等。这些损伤和变性的上皮细胞移行堆积在晶状体后部形成不透亮斑点。如果损伤继续发展，则可继续移行堆积成不透亮的环，最终形成晶状体浑浊。

（4）临床表现：电离辐射所致晶状体浑浊的潜伏期长短相差很大，最短 9 个月，最长 12 年，平均为 2～4 年。年龄愈小，潜伏期愈短；剂量愈大，潜伏期愈短。

放射性白内障晶状体改变以晶状体后囊下皮质浑浊为特点。表现为细点状浑浊，排列成环形，并逐渐形成盘状。也可向皮质深层扩展，形成宝塔状外观。重者呈蜂窝状浑浊。

用彻照法检查晶状体，可分为四期改变：①Ⅰ期。晶状体后极部后囊下皮质内有细点状浑浊，并排列成环行，可伴有空泡。②Ⅱ期。晶状体后极部后囊下皮质内呈现盘状浑浊且伴有空泡。严重者，在盘状浑浊的周围出现不规则的条纹状浑浊向赤道部延伸。盘状浑浊也可向皮质深层扩展，可呈宝塔状外观。与此同时，前极部前囊下皮质内也可出现细点状浑浊及空泡，视力可能减退。③Ⅲ期。晶状体后极部后囊下皮质内呈蜂窝状浑浊，后极部较致密，向赤道部逐渐稀薄，伴有空泡，可有彩虹点，前囊下皮质内浑浊加重，有不同程度的视力障碍。④Ⅳ期。晶状体全部浑浊，严重视力障碍。

（5）诊断：晶状体有明确的一次或短时间（数日）内受到大剂量的外照射，或长期超过眼晶状体年剂量限值的外照射历史(有剂量档案),个人剂量监测档案记录显示累积剂量在 2Gy 以上(含 2Gy),经过一定时间的潜伏期,晶状体开始浑浊;具有放射性白内障的形态特点;排除其他非放射性因素所致的白内障;并结合健康档案进行综合分析,方可诊断为放射性白内障。可参照《放射性白内障诊断标准》(GBZ 95—2002)进行诊断。

(6)治疗及处理:①按一般白内障治疗原则给予治疗白内障药物。晶状体浑浊所致视力障碍影响正常生活或正常工作,可施行白内障摘除及人工晶体植入术。②根据职业性放射性白内障者的白内障程度及视力受损情况,脱离放射线工作,并接受治疗、康复和定期检查,一般为每半年至 1 年复查一次眼晶状体。

第三节　职业性耳鼻喉口腔病

一、职业性噪声聋

1.概述　职业性噪声聋是一种特殊的慢性声损伤性耳聋,特指由于长期接触职业噪声刺激所发生的一种缓慢进行的感音神经性听力损失,又称职业性听力损伤。噪声广泛地存在于人们的工作过程和环境中,噪声聋是最常见的职业病之一。它对人体多个系统,如神经、心血管、内分泌、消化系统等都可造成危害,但主要的和特异性损伤是在听觉器官。据国外调查统计,下列职业较易发生噪声损伤:铆工、锅炉工、蒸汽锤工、铲工、锻锤工、并配工、剪切工、钢窗工、洋铁工、镰刀工、锻冶工、锉工、铲刃工、起重工、放样工、轮印工、织布工、纺纱工、飞机驾驶员和无线电工作者有时亦会发生噪声性聋。近年来,随着我国经济的发展,出现了新的噪声性聋人群,如音响领域工作人员(售货员、音响师、乐师、鼓手、酒吧工作人员等)、经常听MP3 或 MP4 者、地铁工作人员、话务员等。

2.影响噪声性听力损失的因素

(1)噪声强度:接触噪声的强度与听力损失的程度呈正相关。

(2)接触噪声时间:80dB(A)以下的噪声,终生暴露不致引起听力损失。从85dB(A)起,随暴露年数增加,听力损伤越重。在不同噪声强度下听力损伤的临界暴露年限,即产生听力损伤的人数超过 5% 的暴露年限:在 85dB(A)时为 20 年,90dB(A)时为 10 年,95dB(A)为 5 年,100dB(A)以上均在 5 年之内。在高强度引起听力损伤所需时间的差异很大,有短至数日,也有长达数年,一般约为 3~4个月。

（3）噪声的频率及频谱：如强度相等，人耳对低频的耐受力要比中频和高频者强。2000～4000Hz的声音最易导致耳蜗损害，窄带声或纯音比宽带声影响要大。另外，断续的噪声较持续者损伤性小，突然出现的噪声较逐渐开始者的危害性大，噪声伴震动对内耳的损害性比单纯噪声明显。

（4）个体差异：人们对于噪声的敏感性差异是存在的。噪声易感者约占人群5%，他们不仅在接触噪声后引起暂时性阈移（TTS）与一般人比较非常明显，并且恢复也慢。具有不同基因类型的动物对噪声损害的敏感性不同。目前，已报道十余种基因改变与噪声性聋易感性密切相关，如铜锌超氧化物歧化酶基因、谷胱甘肽过氧化物酶基因、质膜钙ATP酶同种型Ⅱ基因、老年性聋基因、钙黏着蛋白23基因、老年性聋基因3、线粒体DNA7.4kb缺失、过氧化氢酶基因、钾离子通道基因等。

（5）其他因素：如年龄因素，年龄愈大，噪声损伤越严重。这种现象是因为随年龄的增长，听觉器官受伤的恢复能力逐渐减退所致。耳病因素，如患有感音性聋者易发生噪声性听力损失，同时，一个原本有病的听觉器官受伤后也比正常者较难恢复。另外，噪声性聋的发病快慢及病变轻重与个人防护关系密切。在环境噪声中长期用护耳器、耳塞等，其听器损伤的发生和发展就缓慢而轻微。工作场所采用隔音、防声及吸声等设备，可减轻噪声的影响。

3.临床表现　噪声性聋的基本症状是耳鸣、听力下降、头痛及头晕等。一般说来，当最初进入噪声环境后，常有一种难以忍受的感觉，其发生时间自1h至6个月不等，多数经几日或几周后逐渐习惯。

（1）听力下降：噪声引起的听力改变可为暂时性或永久性。停止噪声刺激后，听力能恢复或部分恢复，称为暂时性阈移，虽然经休息仍不能恢复或遗留下听力损伤的听阈改变叫永久性阈移。噪声对人体听力损伤多表现双侧对称性、进行性的听力下降。早期由于最先是语言范围以外的高频听力受损伤，对听话能力影响不明显，故主观上并未感到听力障碍。听力检查主要显示在3000Hz、4000Hz、6000Hz处听力下降。随着接触噪声的时间延长，常在数年后表现出对低声谈话的听觉减弱，随之对普通谈话的听觉降低。纯音听阈测试发现随高频听阈进一步提高外，语言频率（500Hz、1000Hz和2000Hz）听阈也有提高。

（2）耳鸣：噪声对听觉系统的影响，除了引起听力下降外，还要引起另一重要的症状耳鸣。一般认为耳鸣是噪声性聋的早期症状之一。耳鸣多为双侧性、高音调、间歇性或持续性。

（3）其他：除上述症状外，还可以有头痛、头晕、烦躁、失眠、多梦、易疲倦、注意力减退、抑郁、血压升高、心动过缓或过速、呼吸快速,有时还有幻听、痛听、听声耳痒、闻声呕吐等症状。长期暴露于噪声环境后还可能出现显著的平衡失调,有时可有类似梅尼埃病样现象发生。

4.诊断　根据噪声接触史,临床表现和听力学检查,即可作出诊断。诊断程序应严格按照我国颁布的《职业性噪声聋诊断标准》(GBZ 49—2007)执行。

5.治疗　对噪声性听力损伤目前仍无有效的治疗方法。当出现症状后应及时脱离噪声环境,停止噪声刺激,促使自然恢复,同时,应强调及早治疗。常见的治疗药物有神经营养药、血管扩张药、维生素类、促进代谢的生物制品等。耳鸣、眩晕者可对症治疗。对听力损失达重度以上者可配戴助听器。

6.预防　鉴于目前对噪声聋无有效治疗办法,故加强预防和采取听力保护措施十分重要。

(1)控制噪声源:是最根本、最积极的降低噪声措施。可以从机器设备、工程建设、生产工艺等多方面采取措施,消除声源,降低声强,限制声音传播。目前新建厂房时都必须考虑减声措施。

(2)健康监护:对噪声环境下作业工人应进行就业前、在岗和离岗前体检,并在职业档案内建立听力记录。要定期体检,至少每年1次,以便及时发现噪声敏感者和早期听力损伤者。根据不同的情况予以适当的处理,如加强个人听力防护措施、对症治疗或调离噪声作业环境等。

(3)个人听力防护:在噪声环境下作业的工人必须有个体的听力防护措施,包括配戴防声耳塞、耳罩或防声帽等。

二、职业性铬鼻病

1.概论　由铬酐、铬酸、铬酸盐及重铬酸盐等六价铬化合物引起的鼻部损害称为铬鼻病。由职业环境因素造成的铬鼻病即为职业性铬鼻病。铬鼻病是近年来新发现的一种职业病,多见于从事开采、冶炼、镀铬、颜料、染料、油漆、鞣皮、橡胶、陶瓷、照相和印刷业的劳动者。六价铬低浓度有致敏作用,高浓度对皮肤有刺激和腐蚀作用。

2.临床表现　铬鼻病患者一般有流涕、鼻塞、鼻衄、鼻干燥、鼻灼痛、嗅觉减退等症状,以及鼻黏膜充血、肿胀、干燥或萎缩等特征。凡鼻中隔黏膜糜烂、溃疡,鼻中隔软骨部穿孔者,即可疑似为铬鼻病。

3.诊断原则　根据密切接触六价铬化合物的职业史和有关的临床表现,排除其他原因所致鼻部损害,结合作业环境劳动卫生学调查,即可诊断。诊断按我国颁布的《职业性铬鼻病诊断标准》(GBZ 12—2002)执行。

4.治疗原则　　以对症治疗为主,局部可应用硫代硫酸钠溶液或溶菌酶制剂;对鼻中隔穿孔患者,可行鼻中隔修补术。

鼻黏膜糜烂较重患者,可暂时脱离铬作业。鼻黏膜溃疡患者应暂时脱离铬作业,久治不愈者可考虑调离铬作业。凡出现鼻中隔穿孔,应调离铬作业。

三、职业性牙酸蚀病

1.概论　　由于工作中长期接触各种酸雾或酸酐所引起的牙体硬组织脱钙缺损称为职业性牙酸蚀病。是生产和使用酸的工人中的一种较常见的口腔职业病。多见于使用盐酸、硫酸、硝酸的工业企业,特别是金属加工前的酸洗和蓄电池用硫酸充电等职业环境,因接触酸雾较多,故发病率较高。影响职业性牙酸蚀病发病的因素有酸雾浓度、接触时间和酸的种类。体外试验表明,盐酸、硝酸的腐蚀作用相近,硫酸作用较慢,而枸橼酸的作用比盐酸、硝酸要大 2 倍。此外,个人卫生习惯如张口呼吸、不注意戴防护口罩、经常在工作场所吸烟等都有一定影响。

2.发病机制　　盐酸、硫酸、硝酸是工业上接触机会较多且腐蚀性较强的化学物。制造这三种酸时,他们的酸酐进入口腔,遇水形成酸。这些酸对牙体表面牙釉质具有脱钙的作用,故可造成牙釉质的破坏和牙齿的缺损,形成职业性牙酸蚀病。

3.临床表现　　除前牙牙冠有不同程度缺损外,还表现有牙齿对冷、热、酸、甜等刺激敏感,常伴有牙龈炎、牙龈出血、牙痛、牙松动等,严重者牙冠大部分缺损或仅留下残根,可有髓腔暴露和牙髓病变。

4.诊断原则　　根据接触酸雾或酸酐的职业史,以前牙硬组织损害为主的临床表现,参考现场劳动卫生学调查结果,进行综合分析,排除其他牙齿硬组织疾病后,方可诊断。诊断中要依据《职业性牙酸蚀病诊断标准》(GBZ 61—2002)执行。

5.治疗原则　　有牙本质过敏症状者,可给予含氟或防酸脱敏牙膏刷牙或含氟水漱口,必要时可用药物进行脱敏治疗。一度牙酸蚀病是否要做牙体修复,可视具体情况决定。二度牙酸蚀病应尽早做牙体修复。三度牙酸蚀病可在牙髓病及其并发症治疗后再进行牙体修复。

观察对象每半年复查一次,不需做特殊处理。一、二、三度牙酸蚀病患者在治疗修复后,如有加强防护条件,可不调离酸作业。

第四节　铅及其化合物中毒

1.概述　铅是质地较软、具有易锻性的蓝灰色重金属。相对原子质量为207.20。加热至400～500℃时，即有大量铅蒸气逸出，在空气中氧化后凝集成铅烟。铅氧化物均以粉末状态存在，易溶于酸。

2.接触机会　铅矿及含铅矿（如锌、锡、锑等矿）的开采及冶炼存在铅危害。铅化合物常用于制造蓄电池、玻璃、油漆、颜料、防锈剂、杀虫剂、除草剂、搪瓷、景泰蓝、铅丹、塑料稳定剂、橡胶硫化促进剂等。在生产和使用过程中均有机会接触。

3.发病机制　铅化合物可通过呼吸道和消化道吸收。无机铅化合物不能通过完整皮肤。人体内90％～95％的铅储存于骨，比较稳定。当缺钙或感染、饮酒、外伤、服用酸性药物、骨疾病、骨折时，可导致骨内铅释放入血。体内的铅排出缓慢，半衰期估计5～10年，主要通过肾脏排出。

铅中毒机制尚未完全阐明。铅作用于全身各系统和器官，主要累及造血、神经、消化、心血管及肾脏。铅可抑制 α-氨基-γ-酮戊酸脱水酶和血红素合成酶，从而导致卟啉代谢紊乱并影响血红素合成。铅对红细胞，特别是骨髓中幼稚红细胞具有较强的毒作用，可致点彩红细胞增加。铅可与巯基结合，干扰多种细胞酶类活性，例如铅可抑制细胞膜三磷腺苷酶，使红细胞脆性增加，导致溶血。铅可通过血脑屏障，使大脑皮质兴奋与抑制的正常功能发生紊乱。此外，铅可致血管痉挛、肾脏受损、周围神经损害。

4.临床表现　经口摄入大量铅化合物可致急性或亚急性铅中毒，多表现为胃肠道症状，如恶心、呕吐、腹绞痛，可伴有中毒性肝病、中毒性肾病及贫血，少数严重者出现中毒性脑病（多见于儿童）。

职业性铅中毒大部分为慢性中毒，发病隐匿，早期表现为乏力、关节肌肉酸痛、胃肠道症状等。病情进展可表现为以下几方面。

（1）神经系统：主要为头晕、头痛、失眠、多梦、记忆力下降等非特异性脑衰弱综合征表现。长期大剂量接触可致中毒性周围神经病，可呈运动型、感觉型或混合型，表现为四肢伸肌瘫痪，产生"腕下垂"或肢端感觉障碍。严重者出现中毒性脑病，铅中毒性脑病在职业性中毒中已极为少见。

（2）消化系统：表现为食欲缺乏、恶心、腹部隐痛、腹胀、腹泻或便秘。重者可出现"铅绞痛"，表现为腹绞痛，多为突然发作，部位常在脐周，发作时患者面色苍白、身体卷曲，可持续数小时，检查腹部常平坦柔软，无固定压痛点，肠鸣音减弱，一般止痛药不易缓解,钙剂、驱铅治疗有效。

(3)造血系统:可有贫血,多呈低色素正常细胞型,伴卟啉代谢障碍,点彩红细胞、网织红细胞、嗜碱粒细胞增多等。

(4)其他:口腔卫生不好者,在齿龈与牙齿交界边缘上可出现由硫化铅颗粒沉淀形成的暗蓝色线,即"铅线"。部分患者肾脏受损,尿中可出现蛋白、红细胞、管型等,重者可出现肾功能减退。此外,可引起月经失调、不孕、流产及畸胎等。铅能通过胎盘屏障并通过乳汁分泌引起胎儿、婴儿中毒。

5.诊断 根据确切的职业史以及神经系统、消化系统、造血系统为主的临床表现与有关实验室检查,参考作业环境调查,进行综合分析,排除其他原因引起的类似疾病,方可依据《职业性慢性铅中毒诊断标准》(GBZ 37—2002)进行诊断。

6.治疗及处理

(1)驱铅治疗:常用依地酸二钠钙、二巯丁二酸钠静脉注射或二巯丁二酸胶囊(DM-SA)口服。一般3～4天为一疗程,疗程间隔停药3～4天。剂量及疗程应根据患者具体情况结合药物的品种、剂量而定。轻度铅中毒的驱铅治疗一般不超过3～5个疗程。

(2)根据病情给予对症支持治疗,腹绞痛发作可静脉注射葡萄糖酸钙或山莨菪碱。

(3)观察对象可继续原工作,3～6个月复查1次。轻度、中度中毒者治愈后可恢复原工作。重度中毒者必须调离铅作业。

第五节 汞及其化合物中毒

1.概述 汞俗称水银,常温下为银白色液态金属,相对原子质量200.5,常温下即能蒸发。汞散落后不易清除,汞蒸气还可被泥土、衣物等吸附,造成二次污染。汞不溶于水、有机溶剂、碱液,可溶于热硫酸、硝酸和脂类。汞的化合物为亚汞及二价汞。

2.接触机会 汞矿开采与冶炼;汞能与多种金属形成汞齐,在冶金中用来提取和提纯金属。金银汞齐常用做牙科材料;汞化合物在化工、电器、仪表、医药、冶金、军工和新技术领域均有重要用途,如温度计、气压表、回转器、测压仪、各种水银电池和原电池等;生活中毒常见于使用含汞中药偏方、含汞美白化妆品或误服汞的化合物。

3.发病机制 金属汞主要以蒸气形式经呼吸道进入体内,经完整皮肤及消化道吸收极少。汞化合物的主要吸收途径是消化道,溶解度较高者吸收率较高,如氯化汞。汞及其化合物进入体内数小时后即开始向肾脏集中。肾内汞主要分布在肾皮质,以近曲小管上皮组织内含量最多。金属汞脂溶性好,易通过血脑屏障和胎盘屏障,对中枢神经系统及胎儿的毒性远较无机汞化合物为强。汞主要经尿排出,早期粪也是重要的排泄途径之一。尿汞的排出很缓慢,停止接触后十多年,尿汞仍可超过正常值。

汞进入人体后,被氧化为二价汞离子。二价汞离子具高度亲电子性,易与巯基、羰基、羧基、羟基等结合,从而干扰其活性甚至使其失活。汞可导致细胞外液钙离子大量进入细胞内,引起"钙超载",进而引发一系列效应,导致细胞损伤。汞与体内蛋白结合后可由半抗原成为抗原,引起变态反应,出现肾病综合征,高浓度的汞还可直接引起肾小球免疫损伤。汞毒性作用机制仍有待进一步研究。

4.临床表现

(1)急性中毒:短时间吸入高浓度汞蒸气或摄入可溶性汞盐引起。一般起病急,有发热及咳嗽、胸痛等呼吸系统症状,有口腔牙龈炎和胃肠道症状,严重者可发生化学性肺炎,出现发绀、气促、肺水肿等。可有低分子蛋白尿,2～3天后可出现急性肾小管坏死,严重者进展为急性肾衰竭。对汞过敏者可出现急性过敏性肾炎表现,如明显血尿、嗜酸粒细胞尿,可伴全身过敏症状。部分患者在急性期恢复后可出现神经精神症状。急性汞中毒者尿汞往往明显升高。

(2)慢性中毒:主要引起神经精神症状、口腔牙龈炎和肾功能损害,三大典型症状为易兴奋、震颤和口腔炎。初期表现常为神经衰弱综合征,如头晕、乏力、失眠、多梦、健忘、易激动、注意力不集中等,部分病例有心悸、多汗等自主神经系统紊乱现象。病情进一步发展则可出现性格情绪改变,如烦躁、易怒、多疑、焦虑、抑郁、疑病等,其中易兴奋症状突出,严重的可出现精神障碍。震颤在慢性汞中毒的早期表现为手指、舌、眼睑的细小意向性震颤,进一步发展成前臂、上臂粗大震颤,也可伴有头部震颤和运动失调,也可出现震颤、步态失调、动作迟缓、痴呆等帕金森综合征。口腔牙龈炎不及急性中毒时明显和多见。部分患者可有肾脏损害。慢性中毒者尿汞可升高,也可以正常,与临床中毒症状无平行关系。

5.诊断 根据确切的职业史及相应的临床表现与实验室检查结果,参考职业卫生学调查资料,进行综合分析,排除其他原因引起的类似疾病,方可依据《职业性汞中毒诊断标准》(GBZ 89—2007)进行诊断及分级。

6.治疗及处理

(1)驱汞治疗:主要应用巯基配合剂,常用二巯丙磺钠和二巯丁二钠。急性中毒时,可用二巯丙磺钠 125～250mg 肌内注射,每 4～6h 1 次,2 天后可渐减量,疗程视病情而定。慢性中毒者,可用二巯丙磺钠 125～250mg 肌内注射,每日 1 次,连用 3 天后停 4 天为一疗程,一般用药 3～4 疗程。当肾损害出现尿量少于 400ml/d时不宜驱汞,必要时可配合血液净化进行。汞中毒所致各脏器损害的治疗原则与内科相同。

(2)观察对象应加强医学监护,根据具体情况可进行驱汞治疗。轻度中毒患者治愈后仍可从事原工作。中度及重度中毒患者治疗后不宜再从事汞及其他毒物作业。

第六节　磷及其化合物中毒

1.概述　磷是非金属,有四种同素异形体,即黄磷(白磷)、赤磷(红磷)、紫磷、黑磷,其中黄磷毒性最大,其余毒性很小。黄磷是无色或淡黄色的透明结晶固体。相对原子质量 30.97,燃点是 30℃。放于暗处有磷光发出,室温下可蒸发、自燃。有恶臭,不溶于水,易溶解于二硫化碳、苯等。在空气中易氧化成三氧化二磷和五氧化二磷。

2.接触机会　黄磷用于制造磷酸、红磷、磷化合物、磷合金、炸药等,是石油化工、制药、电子、染料、农药、化肥等行业中常用的原料。

3.发病机制　黄磷属高毒类,人吸收量达 1mg/kg 可致死。黄磷可经呼吸道、消化道及皮肤吸收。黄磷毒作用的主要靶器官是肝脏和骨骼。急性磷中毒以引起肝、肾损害为主;慢性磷中毒以引起牙齿及下颌骨损害为主,可伴有肝、肾损害。

黄磷对肝脏毒作用的靶细胞器是线粒体和微粒体。磷干扰蛋白和糖代谢并抑制糖原储存,增加脂肪在肝脏的蓄积。急慢性黄磷中毒所致肝损害特点不同。急性中毒为肝细胞脂肪变性和坏死。慢性中毒可致肝硬化。

黄磷对牙齿和下颌骨有特殊亲和力。黄磷可引起钙、磷代谢紊乱,加速体内钙的排出,引起脱钙,致使骨质疏松和坏死。黄磷蒸气可直接作用于牙齿而引起龋齿,可直接损害骨质使骨结构改变。

4.临床表现

(1)急性中毒:急性磷中毒由短时期内吸入大量黄磷蒸气、黄磷灼伤或口服引起。黄磷蒸气吸入可致呼吸道刺激,甚至肺水肿;皮肤灼伤创面有蒜样臭气,呈棕褐色或黑色,可深达骨骼;误服黄磷后可致急性消化道灼伤。接触黄磷后 1～10 天出现头痛、头晕、乏力、食欲缺乏、恶心、肝区疼痛等症状,并有肝脏肿大及压痛,伴有肝功能异常,严重者出现急性肝坏死、肝功能衰竭、肝昏迷,可伴有肾脏损害,有血尿、蛋白尿、管型尿等表现,严重者可出现肾衰竭。亦可有其他脏器的损害。急性磷中毒时血磷可升高、血钙可降低。

(2)慢性中毒:慢性磷中毒由长期密切接触黄磷蒸气或含黄磷粉尘引起,主要表现为进行性牙周组织、牙体及下颌骨损害,好发生于双侧后牙,常为多颗牙齿,往往两侧对称,以下颌骨为多。早期为牙周萎缩、牙周袋加深、牙松动等,下颌骨X射线可见两侧齿槽嵴轻度吸收,呈水平状;病情进展后可出现齿槽骨吸收超过根长1/3,牙周膜间隙增宽、变窄或消失、骨硬板增厚,下颌骨体部可见骨纹理增粗或稀疏、排列紊乱;严重者下颌骨出现颌骨坏死或有矮管形成。常伴有呼吸道黏膜刺激症状及消化系统症状。

5.诊断 有确切的职业史及相应的临床表现与实验室检查结果,参考职业卫生学调查资料,进行综合分析,排除其他原因引起的类似疾病,方可根据《职业性磷中毒诊断标准》(GBZ 81—2002)进行诊断及分级。其中,慢性磷中毒目前尚缺乏敏感、特异的诊断指标,不能仅凭一次检查即做出诊断,必须进行动态观察与治疗,以收集接触黄磷后牙齿、颌骨及肝脏逐年变化的临床资料。

6.治疗与处理

(1)急性中毒:吸入中毒者应迅速离开现场,皮肤灼伤者应立即用清水冲洗,2%～3%硝酸银溶液清洗至无磷火,清除嵌入组织中的黄磷颗粒。可适当选用肾上腺皮质激素、氧自由基清除剂、钙通道阻滞药等,保持水、电解质及酸碱平衡。肝肾等脏器损害可按内科原则治疗。

(2)慢性中毒:注意口腔卫生,及时治疗口腔各种疾病,尽早修复牙体;下颌骨坏死或骨髓炎者应及时给予手术治疗;注意保护肝肾功能,并给予对症治疗。

(3)其他处理:急性磷中毒时,轻度中毒患者治愈后一般应暂时调离黄磷作业,中重度中毒患者治愈后一般不应从事黄磷作业。慢性磷中毒时,轻度中毒患者治愈后可从事原工作,如病情呈进行性加重,应调离黄磷作业;中重度中毒患者应调离黄磷作业。

第七节　锰及其化合物中毒

1.概述 锰是浅灰色、质硬脆、有光泽的金属,相对原子质量54.94。金属锰暴露于空气后易被氧化,易溶于稀酸而生成二价锰离子。常见的锰化合物有二氧化锰、四氧化三锰、氯化锰、碳化锰、硫酸锰、铬酸锰、醋酸锰等。锰的职业危害主要为慢性锰中毒,临床表现为锥体外系神经受损所致的帕金森综合征。

2.接触机会　　主要为锰矿开采及冶炼,含锰电焊条的制造与使用。其他接触机会有锰化合物用于制造干电池、氧化剂、催化剂、消烟剂、汽油抗爆剂、杀菌剂、清漆催干剂等多种化工用途。

3.发病机制　　职业接触中,锰烟及小于 $5\mu m$ 的锰尘由呼吸道吸入是锰的主要吸收途径。锰经消化道吸收慢且少。脑组织可不断摄取锰,而排出极慢,脑组织可成为含锰量最高的脏器,而在脑组织中以纹状体的含锰量最高。锰主要经粪便排出。

慢性锰中毒脑病以苍白球的神经元变性为主,亦可发现其他部位变性改变,如尾状核等。锰中毒的病理表现与原发性帕金森病的病理改变不同。锰的毒作用机制并未完全阐明。锰对线粒体有特殊亲和力,可抑制神经细胞和神经突触的线粒体中三磷腺苷酶和溶酶体中酸性磷酸酶的活力,导致能量代谢障碍,从而影响神经突触的传递功能。体内过多的锰能激活细胞色素氧化酶 P450 的活性,产生的自由基进而引发多巴胺氧化增加、线粒体损伤及生物大分子改变等一系列效应,并产生神经毒作用。锰也是一种拟胆碱物质,可使乙酰胆碱蓄积。

4.临床表现

锰的主要职业危害是慢性锰中毒。早期主要表现为头晕、头痛、易疲乏、睡眠障碍、健忘等类神经症症状以及食欲缺乏、多汗、流涎、性欲减退等自主神经功能紊乱表现,同时可有肢体疼痛、麻木、乏力、夜间腓肠肌痉挛及下肢沉重感等。病情发展后可出现锥体外系神经受损,部分还有精神障碍。锥体外系神经受损表现为帕金森综合征,患者四肢发僵,动作缓慢,言语含糊不清,面部表情减少,前冲步态,顿挫现象,共济失调,四肢肌张力升高,静止性震颤,严重时四肢出现粗大震颤,可累及下颌、颈部和头部。患者可有情绪低落、注意力涣散、对事物缺乏兴趣或易激动、话多、欣快、好哭等情绪改变,严重时可出现显著的精神情绪改变,如感情淡漠、反应迟钝、不自主哭笑、强迫观念、冲动行为、智力障碍等。粪锰、尿锰可作为接触指标,与临床中毒症状无平行关系。

5.诊断　　有密切的职业接触史和以锥体外系损害为主的临床表现,参考现场卫生学调查资料,进行综合分析,排除其他类似疾病后,可根据《职业性慢性锰中毒诊断标准》(GBZ 3—2006)进行诊断。将有不恒定的肌张力增高,连同手指明显震颤、精神情绪改变作为慢性锰中毒的诊断起点。慢性锰中毒患者应与下列疾病进行鉴别:帕金森病、肝豆状核变性、其他原因所致的帕金森综合征。

6.治疗及处理

（1）早期可选用配合剂如依地酸钙钠等治疗,并适当给予对症处理。配合剂对已有锥体外系损害的重度中毒患者无改善症状的疗效。出现锥体外系损害或精神障碍时,治疗原则与神经内科或精神科相同。

（2）慢性锰中毒一经确诊后,即应调离锰作业。

第八节　急性百草枯中毒

百草枯,又名对草快、杀草快、克无踪等,为联吡啶杂环类化合物,是目前最常用的速效触灭型除草剂,进入土壤后很快失活,且在土壤中无残留,正常情况下使用对动物和环境无危害。急性百草枯中毒是指短时间接触较大剂量或高浓度百草枯后出现的以急性肺损伤为主,伴有严重肝肾损伤的全身中毒性疾病,口服中毒患者多伴有消化道损伤,重症患者多死于呼吸衰竭或多脏器功能衰竭。

一、病因与发病机制

百草枯对人的毒性较强,中毒后病率较高,口服致死量为 $2\sim6g(50mg/kg)$,可经胃肠道、皮肤和呼吸道吸收,多由误服或自杀口服导致中毒。进入人体后,随血液迅速扩散到各组织器官,其中以肺和骨骼中含量最高。在体内很少降解,大部分5 天内以原形随粪、尿排出,少量可经乳汁排出。百草枯中毒机制目前尚不完全清楚。一般认为百草枯为一种电子受体,作用于细胞内的氧化反应,生成大量活性氧自由基,引起细胞膜脂质过氧化,使血清中丙二醛生成增加,超氧化物歧化酶活性降低,引起细胞水肿、变性、坏死。由于肺泡细胞对百草枯具有主动摄取和蓄积特性,故肺损伤最突出,病理改变早期肺泡充血、水肿、炎性细胞浸润,晚期为肺间质纤维化。

二、中医病因病机

（一）病因

本病起于毒物经口、鼻、皮肤侵入机体。

（二）病机

热毒耗液动血,随血脉累及多脏器。肺为娇脏,肝主藏血,肾主水液,皆喜润恶燥,故受热毒损伤最重。毒热内闭,不得外泄,则脏真受损,正气外脱,重者可致死亡。

三、临床表现

（一）消化系统表现

口服中毒者有口腔烧灼感，唇、舌、咽及食管、胃黏膜糜烂、溃疡，吞咽困难、恶心、呕吐、腹痛、腹泻，甚至出现呕血、便血、胃肠穿孔。部分患者于中毒后 2～3 日出现中毒性肝病，表现为肝区疼痛、肝脏肿大、黄疸、肝功能异常。

（二）呼吸系统表现

肺损伤是最突出和最严重的改变。大剂量服毒者可在 24～48 小时出现逐渐加重的呼吸困难、发绀、肺水肿或肺出血，常在 1～3 日内因急性呼吸窘迫综合征（ARDS）死亡。小剂量中毒者早期可无呼吸系统症状，少数表现为咳嗽、咳痰、胸闷、胸痛、呼吸困难、发绀，双肺可闻及干湿性啰音，通常于 1～2 周内出现肺部症状，肺损害可导致肺不张、肺浸润、胸膜渗出和肺功能明显受损，此后可发生肺间质纤维化，肺功能障碍导致顽固性低氧血症，呈进行性呼吸困难，导致呼吸衰竭死亡。

（三）泌尿系统表现

中毒后 2～3 日可出现尿频、尿急、尿痛等膀胱刺激症状，出现尿蛋白、管型、血尿、少尿，血肌酐及尿素氮升高，严重者发生急性肾衰竭。

（四）循环系统表现

早期较少见，重者可有中毒性心肌炎，出现心肌损害、血压下降、心电图 ST 段和 T 波改变，或伴有心律失常，甚至心包出血等。

（五）神经系统表现

多见于严重中毒者，常见头晕、头痛、嗜睡、精神异常、幻觉、昏迷、抽搐等精神神经症状，并可发生脑水肿及脑出血等。

（六）血液系统表现

少数患者可见贫血、血小板减少和高铁血红蛋白血症，严重者可发生弥散性血管内凝血。

（七）局部表现

皮肤接触百草枯后，局部可出现接触性皮炎、皮肤红斑、水疱，甚至溃疡和坏死等。高浓度百草枯液接触指甲后，可致指甲脱色、断裂，甚至脱落。眼部接触本品后可引起结膜及角膜水肿、灼伤、溃疡等。呼吸道吸入则于鼻喉部产生刺激性症状和鼻出血等。

四、诊治要点

（一）诊断

有明确的百草枯接触史,结合临床表现和毒物检测即能明确诊断。尿液现场检测(碱性和硫代硫酸钠)阴性时可于摄入百草枯 6 小时后再次检测。血清百草枯检测有助于判断病情的严重程度和预后(必须采集摄入百草枯 4 小时后血样,样本保存在塑料试管内,不能用玻璃管)。中毒严重程度分三型:①轻型:摄入百草枯量<20ml/kg,无临床症状或仅有口腔黏膜糜烂、溃疡,可出现呕吐、腹泻;②中到重型:摄入百草枯量 20~40ml/kg,部分患者可存活,但多数患者 2~3 周内死于肺功能衰竭;服后立即呕吐,数小时内出现腹泻、腹痛、口和喉部溃疡,1~4 日内出现肾衰竭、肝损害、低血压和心动过速,1~2 周内出现咳嗽、咯血、胸腔积液,随着肺纤维化的出现,肺功能恶化;③暴发型:摄入百草枯量>40ml/kg,1~4 日内死于多器官衰竭,口服后立即呕吐,数小时到数天内出现腹泻、腹痛、肝肾衰竭、口腔喉部溃疡、胰腺炎、中毒性心肌炎、昏迷、抽搐甚至死亡。

（二）影像学检查

1.X 线胸片检查

(1)中毒早期(3 天~1 周):呈弥漫性改变,肺纹理增多,肺间质炎性改变,可见点、片状阴影,肺部透亮减低或呈毛玻璃状。

(2)中毒中期(1~2 周):出现肺部实变,纵隔气肿或气胸,同时出现部分肺纤维化。

(3)中毒后期(2 周后):以肺间质改变为主,出现肺纤维化、肺不张及蜂窝状改变。

2.胸部 CT 检查　百草枯中毒所致肺 CT 征象是一个连续的过程。

(1)肺纹理增多。

(2)磨玻璃征。

(3)肺实变。

(4)胸腔积液。

(5)肺纤维化。

(6)支气管扩张及囊性变,与肺纤维化同时出现在中后期。

(7)肺气肿或纵隔气肿。

（三）辅助检查

1.血液检查　外周血白细胞计数及中性粒细胞数明显升高;大部分患者谷丙

转氨酶、尿素氮、肌酐升高;部分患者可出现代谢性酸中毒。

2.动脉血气分析　患者 PO_2 下降,PCO_2 升高不明显,部分患者出现呼吸性碱中毒。

3.肺功能检查　表现为弥散障碍、中度气道阻塞和(或)限制性通气异常。

4.毒物检测　第一时间内收集血、尿及残余液标本,进行百草枯定性和定量的检测。

(四)中医辨证要点

本病来势凶险,早期一般多表现为邪盛标急之实证,晚期表现为邪去正衰之虚证或邪恋正虚的虚实夹杂证。邪毒炽盛,症见恶心,呕吐,腹痛,腹泻,呕血,便血,烦躁不安,舌红苔腻,脉滑数;痰瘀内阻,症见咳嗽咳痰,胸闷,胸痛,发绀,口唇青紫,舌暗,苔薄白,脉涩;阴竭阳脱,症见呼吸喘促,烦躁不安,汗出如油,甚则四肢厥逆,昏厥谵语,舌紫暗,苔少或无苔,脉微细欲绝。

五、急救处理

(一)西医急救处理

百草枯尚无特效解毒剂,必须在中毒早期控制病情发展,阻止肺纤维化的发生。

1.迅速清除毒物　立即脱离现场,尽快脱去污染的衣物,用肥皂水彻底清洗污染的皮肤、毛发。眼部受污染时立即用流动清水冲洗,时间＞15 分钟。口服者立即催吐,口服白陶土悬液或者就地取材用泥浆水 100～200ml 口服。用白陶土悬液洗胃后口服吸附剂(活性炭或 15％漂白土)以减少毒物的吸收,继之用 20％甘露醇(250ml 加等量水稀释)或 25％硫酸镁溶液 100ml 口服导泻。由于百草枯有腐蚀性,洗胃时应避免动作过大导致食管或胃穿孔。口服 2 小时内清除毒物疗效最好,对有口咽部、食管损伤征象患者要禁食。

2.血液净化　是治疗百草枯中毒的重要手段,最好在患者服毒后 6～12 小时内进行。目前临床主要的血液净化手段有血液灌流、血浆置换和血液透析,其中血液灌流为最优选择,其对毒物的清除率是血液透析的 5～7 倍。血液灌流应尽早进行,连续血液灌流治疗 3～5 天,至尿检阴性为止。对于重度中毒患者,采用血液灌流联合血液透析效果更好。如果患者血中百草枯浓度超过 30mg/L,预后极差。

3.合理氧疗　保持呼吸道通畅,确保呼吸功能正常。给氧有增加自由基形成的作用,故禁止高浓度吸氧,以免增强百草枯的毒性作用,加重肺组织损害,仅在氧分压＜40mmHg,或出现 ARDS 时才能使用＞21％浓度的氧气吸入,或使用呼吸机治疗。

4.糖皮质激素与免疫抑制剂　糖皮质激素可维护细胞膜的稳定性,产生强大的抗炎、对抗脂质过氧化的作用,阻止后期肺纤维化。早期大剂量应用糖皮质激素可延缓肺纤维化的发生,降低百草枯中毒的死亡率。常用甲泼尼龙 500～1000mg/d,持续使用 2～3 天,之后减量并停用。早期使用环磷酰胺可能影响细胞内所有成分及自身免疫,减轻炎症反应。常用环磷酰胺 200～400mg/d,加入 5%葡萄糖注射液 500ml 中静脉滴注,持续使用 3～5 天。大剂量应用糖皮质激素的同时,应注意预防其不良反应,需要联用保护胃黏膜药物、钙剂等配套治疗。

5.抗氧化及抗自由基治疗　百草枯的毒性作用是通过氧化应激,并产生大量的自由基对组织细胞进行损伤,及早、大量应用自由基清除剂是必要的。及时给抗氧化剂,如维生素 E、维生素 C、乙酰半胱氨酸、还原型谷胱甘肽、依达拉奉、姜黄素、氨溴索等,能清除氧自由基,保护器官功能。

6.竞争剂　普萘洛尔可与结合于肺组织的毒物竞争,使其释放出来,可以联合血液净化,加强毒物的清除。

7.对症与支持疗法　应用质子泵抑制剂保护消化道黏膜,除早期有消化道穿孔的患者外,均应予流质饮食,保护消化道黏膜,防止食管粘连、缩窄。对于消化道腐蚀性损伤的患者应禁食,可给予肠外营养,必要时应给予深静脉高营养。加强口腔溃疡、炎症的护理。积极补液、利尿,保持机体水、电解质平衡,有效保护心、肝、肾功能,针对脏器损伤给予相应的保护剂,并维持其生理功能,注意观察患者出血倾向,严防 DIC 的发生,可选用广谱、高效抗生素,以预防和治疗继发感染。

(二)中医急救处理

按虚实辨证使用中成药静脉制剂以急救。躁扰不安,气促息粗,应答语音洪亮,脉滑数有力者,多属实证;神情淡漠,意识模糊,气短息微,应答语音低弱,四肢厥冷汗出,脉微细无力者,多属虚证。

1.实证　高热神昏者可用安宫牛黄丸 1 丸化水灌入或鼻饲,神昏谵语者可用清开灵或醒脑静注射液 20ml 加入 5%～10%葡萄糖注射液 250～500ml 中静滴。

2.虚证　参附注射液 10～20ml 静脉注射,或 40～60ml 加入 5%～10%葡萄糖注射液 250～500ml 中静滴。

六、中医治疗

(一)治疗原则

解毒祛邪,化痰平喘,固阴回阳。

（二）辨证论治

1.毒物内侵，邪毒炽盛证

主要证候：恶心，呕吐，腹痛，腹泻，呕血，便血，烦躁不安，甚则谵语神昏，舌红苔腻，脉滑数。

治法：解毒祛邪。

方药：升麻鳖甲汤加减。呕吐者，加半夏、竹茹；神昏者，加石菖蒲、郁金。

2.毒邪入里，痰瘀内阻证

主要证候：咳嗽咳痰，痰中带血，胸闷，胸痛，发绀，口唇青紫，甚则少尿，舌暗，苔薄白，脉涩。

治法：化痰平喘，活血化瘀。

方药：瓜蒌薤白半夏汤合血府逐瘀汤加减。喘促者，加白芥子、莱菔子、苏子；痰热者，加胆南星、桑白皮。

3.毒邪日久，阴竭阳脱证

主要证候：呼吸喘促，呼多吸少，烦躁不安，张口抬肩，汗出如油，甚则四肢厥逆，昏厥谵语，舌紫暗，苔少或无苔，脉微细欲绝。

治法：固阴回阳救逆。

方药：参附龙牡汤加减。冷汗多者，加山茱萸，重用附子。

第七章　耳鼻喉科常见疾病护理

第一节　听神经瘤

【病因与发病机制】

听神经瘤原发于第Ⅷ对脑神经鞘膜上的肿瘤，为神经膜瘤，或称血旺细胞瘤。表现为一侧进行性感音神经性聋，少数表现为突聋。伴有面神经麻痹，耳鸣和前庭功能减退。其他有面部麻木、味觉障碍、角膜反射减退等。

【适应证】

内听道及桥小脑角处的听神经鞘膜瘤。

【治疗原则】

手术治疗。

1.颅中窝入路　耳前上纵切口，颞鳞部做 3cm×4cm 骨窗，分离脑膜，显露颅中窝底，定位后，磨开内听道骨壁，分别行听神经瘤切除、前庭神经切断、面神经梳理、血管减压术等。

2.迷路进路　耳后切口，乳突根治，磨除迷路，显露内听道，行听神经瘤切除。

3.乙状窦后及枕下入路　S形或厂形切口，开骨窗，剪开脑膜，分离或部分切除小脑，显露桥小脑角及周围组织，行听神经瘤切除，神经、血管减压术。

【护理评估】

1.部分生活自理能力缺陷　与卧床有关。

2.便秘　与术后卧床活动量减少有关。

3.睡眠形态紊乱　与患者昼间睡眠过多有关。

4.活动无耐力　与术后卧床有关。

5.潜在并发症　与感染有关。

6.知识缺乏　与患者不了解手术过程，担心预后有关。

【护理要点及措施】

1.术前准备要点　听力学、前庭功能、X 线、CT、MRI 检查。

2.术后护理要点

(1)观察生命体征,防止脑出血及脑水肿。

(2)预防并发症。

3.术前护理措施

(1)按耳鼻咽喉科术前护理常规。

(2)全面评估患者:包括健康史及相关因素、身体状况、生命体征,以及神志、精神状态、行动能力等。

(3)心理护理:对患者给予同情、理解、关怀、帮助,告诉患者不良的心理状态会降低机体的抵抗力,不利于疾病的恢复,解除患者的紧张情绪,更好地配合治疗和护理。

(4)饮食护理:指导患者多进食富有营养、易消化、口味清淡的食物,以加强营养,增进机体抵抗力。

(5)术前指导:包括介绍耳科中耳疾病的相关知识,使患者对疾病有正确的认识。说明手术治疗的必要性。介绍手术医师的临床经验及技术水平。介绍手术的大致过程及配合方法。由于术后需要长期卧床,应协助患者进行床上使用便器排便训练。

(6)术前准备

物品准备:准备术中用物,如病历、X 线胸片、CT、MRI 等各种检查结果等。

患者准备

1)全面评估患者的一般情况,包括体温、脉搏、呼吸、血压、神志、行动能力、健康史、精神状态及身心状况等。

2)遵医嘱给予术区备皮、应用抗生素等。

3)肠道准备:夜间 20:00 行开塞露清洁灌肠,24:00 后禁食、禁水。

4)睡前遵医嘱给予地西泮口服,保证患者良好睡眠。

5)手术当日晨禁食、禁水,遵医嘱注射术前针。

4.术后护理措施

(1)按耳鼻咽喉科涉颅手术及全身麻醉手术后护理常规护理。

(2)病情观察:监测生命体征变化,重点观察患者神志及伤口引流、渗血情况,如发现患者不能恢复意识,或意识恢复后,再突然或逐渐昏迷,呼吸困难,高热、血压升高、肢体强直等均应疑为颅内出血,应立即报告医生处理。

(3)引流管的护理:术后患者留置尿管及输液管,活动、翻身时要避免管道打折、受压、扭曲、脱出等,引流期间保持引流通畅。

（4）基础护理

1）患者手术清醒后，可将床头抬高 15cm，以利于呼吸，降低颅压，减少出血，利于分泌物引流。

2）患者卧床期间，应保持床单位整洁和卧位舒适，定时翻身、按摩骨突处，防止皮肤发生压疮。

3）满足患者生活上的合理需求。

4）做好晨间、晚间护理。

5）加强口腔护理，保持口腔清洁，遵医嘱给予雾化吸入，协助叩背排痰，适当的床上活动，防止肺部感染的发生。

（5）输液的护理：及时观察输液处皮肤及血管情况，如有红肿、疼痛及外渗等情况，应及时拔除针头，更换输液部位。应用脱水、降颅压药物时，要观察尿量，并做好记录，动态监测患者电解质情况，遵医嘱，及时补充钾、钠、钙、氯等电解质，及时纠正或防止发生电解质紊乱。

（6）饮食护理：做好饮食指导，鼓励进食清淡、易消化、高蛋白质饮食，食物不宜过硬，以免牵拉伤口引起不适和疼痛，影响伤口愈合。对面瘫、进食呛咳的患者，应指导进食方法，如仍不能改善情况，不能正常进食，应报告医生，给予留置胃管，或加强静脉营养的补充。

（7）心理护理：进行术后康复指导，了解患者有哪些不适症状，并给予对症处理，协助患者减轻不适感，鼓励患者增强战胜疾病的信心。同时做好其家属的心理辅导工作，给予鼓励和支持。

（8）专科护理：术后 3 天应卧床休息，告知患者术后如果出现头晕、恶心、呕吐等不适症状应及时报告护士，对面瘫造成眼睑闭合不全的患者，可局部涂以金霉素眼膏，再用湿纱布覆盖，指导患者减少头部独立运动，应卧床休息，勿用力排便，可以下床活动时勿做低头、弯腰捡东西等使颅压增高的动作，避免加重头晕，必要时遵医嘱给予对症药物治疗，下床活动时要缓慢，如厕要有人搀扶，防止摔伤。

（9）用药护理：讲解药效及用药目的，指导患者正确的用药方法。

【健康教育】

1.休养环境应安静舒适，注意通风换气，保持室内空气新鲜。

2.预防呼吸道感染，避免去人多的公共场所。

3.避免重体力劳动，进行适当的体育锻炼，以利于增强体质。

4.避免紧张、激动的情绪，有利于疾病康复。

5.饮食上应选择含丰富维生素、蛋白质高的食物，以增强体质。

6.保持外耳道的干燥,如游泳、洗澡时,污水进入耳内应拭净,及时清除或取出外耳道耵聍和异物。

7.如出院后出现耳流水、眩晕、面瘫者,及出现脑脊液漏、听力减退,应尽早就医。

8.遵医嘱按时服药,定期门诊换药复查。

第二节　喉癌

喉癌是头颈肿瘤中的高发病,占头颈肿瘤的13.9%,居第3位。喉鳞状细胞癌占喉恶性肿瘤的96%~98%,以40~60岁最多,男女之比为7:1~10:1,喉癌的发病有种族及地区的差异;近年来,喉癌的发病率有明显的增长趋势,与持续的空气污染,吸烟及饮酒,接触致癌物质,病毒感染等有关。

【病因与发病机制】

喉癌是来源于喉黏膜上皮组织的恶性肿瘤。多见于中老年男性。本癌的发生与吸烟、酗酒、长期吸入有害物质及乳头状瘤病毒感染等因素有关。喉癌发病率占全身肿瘤的1%~5%,在耳鼻咽喉科领域中仅次于鼻咽癌和鼻窦癌,居第3位。男性较女性多见。按癌肿所在部位分成3个不同类型:声门上型、声门型、声门下型。喉癌的分期:Ⅰ期、Ⅱ期、Ⅲ期、Ⅳ期。

喉癌发病与下列因素有关,常为多种因素综合作用所致。

1.长期的吸烟与饮酒　据统计,约95%喉癌患者有长期吸烟史,而且开始吸烟年龄越早、持续时间越长、数量越大、吸粗制烟越多、吸入程度越深和不戒烟者的发病率越高。一般估计,吸烟者患喉癌的危险度是非吸烟者的3~39倍。烟草燃烧后产生的苯丙芘可使呼吸道黏膜充血、水肿、上皮增生和鳞状上皮化生,纤毛运动停止或迟缓,有致癌性。饮酒患喉癌的危险度是非饮酒者的1.5~4.4倍。而且吸烟和饮酒在致癌的协同作用已被一些学者所证实。

2.化学因素　如二氧化硫、石棉、芥子气、镍、重金属粉尘等。

3.病毒感染　成年型乳头状瘤是由人乳头状瘤病毒引起的病毒源性肿瘤,目前认为是喉癌的癌前病变。

4.性激素与微量元素　喉癌患者血清睾酮水平明显高于正常,而雌激素则降低;体内微量元素,如Zn、Se等缺乏将使酶的结构和功能发生改变,影响细胞的分裂和增殖,导致基因突变。

5.接触放射线。

6.癌基因的激活和抗癌基因的失活。

7.空气污染。

8.癌前期病变　如声带白斑,重度不典型增生等。

【临床表现】

1.喉癌症状以声嘶、呼吸困难、咳嗽、吞咽困难及颈淋巴结转移为主,有时尚可发生咽异物感、口臭及少量咯血。这些症状发生的顺序视肿瘤发生的部位及发病程度而异。

(1)声门上型:病变早期,甚至肿瘤已发展到相当的程度,常仅有轻微的或非特异性的症状,如痒感、异物感、吞咽不适等,逐渐发展可出现咽喉疼痛,放射至耳部,痰中带血,声嘶,呼吸困难,淋巴结转移。

(2)声门型:早期症状为声嘶,肿物增大,阻塞声门,引起呼吸困难。

(3)声门下型:早期症状不明显,逐渐发展出现咳嗽及痰中带血,声嘶、呼吸困难及淋巴结转移。

(4)跨声门型:是指原发于喉室的癌肿,跨越两个解剖区域声门上区及声门区,以广泛浸润声门旁间隙为特征早期症状不明显,当出现声嘶时,早已先有声带固定,其后,随癌肿向声门旁间隙扩展,浸润和破坏甲状软骨时,可引起咽喉痛,并可于患侧摸到甲状软骨隆起。

2.辅助检查

(1)喉镜检查:注意肿瘤的表面形态,可见喉部有菜花样、结节样或溃疡性新生物。注意观察声带运动是否受限或固定。

(2)扣诊:仔细触摸颈部有无肿大的淋巴结,喉轮廓是否正常,喉体是否增大,会厌前间隙是否饱满,有无触痛,颈前软组织和甲状腺有无肿块,喉的运动情况。

(3)影像学检查:包括喉侧位 X 线片,喉体层摄影片,喉部 CT 扫描及 MRI 检查。

(4)活检病理检查。

【适应证】

1.声门上型:发病率约占 30%,早期觉喉部异物感,咽部不适,侵及声带则有声嘶、呼吸困难,晚期血痰。该肿瘤发展快,易向颈深上组淋巴结转移。

2.声门型:约占 60%,渐进性声嘶,阻塞声门,有喉鸣和呼吸困难,晚期有血痰。不易向颈淋巴结转移。

3.声门下型:约占 6%,早期可无症状,以后发生咳嗽、血痰,阻塞声门下区有呼吸困难。

4.喉镜下见肿瘤呈菜花样、溃疡状、结节状或包块状等。早期声带可运动,以后声带受限或固定。

5.声嘶超过 4 周,年龄超过 40 岁;或咽喉不适、异物感、喉痛的患者,均需做喉镜检查。

6.活检是喉癌诊断的主要依据。高度怀疑的患者 1 次活检呈阴性,需多次活检。

7.直接喉镜、显微喉镜检查,纤维喉镜检查。

8.动态喉镜用于检查声带早期病变,如发声时一侧声带振动消失或异常振动,常示有早期声带癌可能。

【治疗原则】

手术与放疗、化疗及生物治疗等。

对早期局限于声带的 Ⅰ、Ⅱ 期鳞癌,不论手术或放疗都可以得到同样较好的治疗效果。如果癌超出声带、或声门上癌,主要采取手术与放疗、化疗。如颈部已有淋巴结转移,应行颈淋巴结清扫术。晚期肿瘤可用化疗,亦可辅以中医中药治疗。

根据病变范围,有些患者可采用垂直或水平半喉切除术,在去净肿瘤的基础上,尽量保留部分喉软骨,达到既根治肿瘤又保留呼吸及发音功能。但有些患者则需做全喉切除术,术中或术后进行发音重建。

【护理评估】

1.健康史及相关因素　包括家族中有无癌症发病者,初步判断喉癌发生的时间,有无对生活质量的影响,发病特点。

(1)一般状况:患者的年龄、性别、职业、婚姻状况、营养状况、体温、脉搏、呼吸、血压、神志、入院方式、行动能力、自理能力、健康史、精神状态等。

(2)发病特点:患者声嘶情况,咳嗽情况,咽喉部疼痛情况,是否存在呼吸困难,呼吸困难的类型及程度,是否存在吞咽困难,进食类型及进食量,进食呛咳,患者的营养状况,是否存在恶病质。有无电解质紊乱情况;有无痰中带血或咯血,有无颈淋巴结转移等。

(3)相关因素:家族中有无癌症发病者,有无吸烟及饮酒嗜好。

2.身体状况

(1)局部:肿块位置、大小。

(2)全身:重要脏器功能状况、有无转移灶的表现及恶病质。

(3)辅助检查:包括特殊检查及有关手术耐受性检查的结果。

3.便秘　与术后卧床活动量减少有关。

4.睡眠形态紊乱　与患者白天睡眠过多有关。

5.部分生活自理能力缺陷　与卧床有关。

6.活动无耐力　与术后卧床有关。

7.潜在并发症　与感染有关。

8.知识缺乏　与患者不了解手术过程,担心预后有关。

9.焦虑　与患者失语有关。

【护理要点及措施】

1.术前护理要点及措施

(1)全面评估患者:包括健康史及相关因素、身体状况、生命体征,精神状态、营养状况、行动能力及书写交流能力(根据患者的文化水平,确定术后的交流方式,书写交流困难者用手语和图片交流,识字者通过写字板或纸笔书写交流)等。

(2)饮食营养护理:术前鼓励患者进营养丰富的饮食,吞咽困难者遵医嘱给予胃肠外营养。术前晚餐进食易消化的饮食。0:00 开始禁食、禁水。

(3)皮肤准备:备皮范围上至下唇,下至胸部乳头,左右至颈及腋中线。

(4)口腔清洁:术前 3 天用 1：5000 呋喃西林漱口,每日 3 次。

(5)肠道准备:术前晚给予开塞露 20～40ml 纳肛,以利于患者排便,避免全身麻醉后患者不能自控排便,污染手术台及预防术后腹胀。

(6)术前遵医嘱应用抗生素,预防感染。

(7)心理护理:对患者给予同情、理解、关心、帮助,告知患者不良的心理状态会降低抵抗力,不利于疾病的康复。解除患者紧张情绪,更换的配合治疗和护理。

(8)物品准备:负压吸引装置一套,网套,1：5000 呋喃西林 1 瓶(500ml),气管切开护理盘,一次性吸痰管。

2.术后护理要点及措施

(1)病情观察:持续心电监测,严密观察生命体征及血氧饱和度的变化,每 1h 观察 1 次并做好记录。对血压高应用静脉降压药的患者,每 15min 测量 1 次血压。

(2)引流液及引流管的观察:术后留置管道较多,包括留置胃管并持续胃肠减压、氧气输入管、双(单)颈侧持续负压引流管、留置尿管、静脉输液管,保证各管道固定牢靠、位置正确、引流通畅,详细记录各引流管的引流液量、颜色、性状。特别是颈侧持续负压引流管,应保持其持续的负压吸引状态,并每 24h 按无菌操作要求更换负压吸引瓶 1 次并记录引流量。如短时间内引流出大量鲜红色液体,应考虑是否为出血。一般术后负压引流 2～3 天,颈部伤口 24h 引流液少于 10ml,可拔除引流管。氧气输入管根据血氧饱和度的监测结果,当不吸氧时血氧饱和度＞95％,

停止吸氧。

（3）呼吸道护理：保持呼吸道通畅，保持室内适当温度（22℃左右）和湿度（相对湿度60%～70%）；加强呼吸道湿化，雾化吸入15min及气管内滴药，各4h1次，交替进行；气管套管口盖双层湿盐水纱布或佩戴人工鼻；痰液黏稠者经气管套管口滴入0.05%胰凝乳蛋白酶溶液，以稀释痰液。叩背每日6次，以促进痰液的排出；主动及时吸出呼吸道的痰液；保持气管造瘘口纱布垫的清洁、干燥，及时更换，预防伤口感染；防止外管脱出，每日检查气管套管固定带的松紧度，以能放入1指为宜；如带气囊套管应每4～6h放气1次，15min后打气，以免气管黏膜压伤；每24h更换气管切开护理盘1次。

1）术式为部分喉切除（垂直半喉、水平半喉等）患者应注意：清洗、消毒内管的方法可根据管腔内径、痰液的量及黏稠程度，增加或减少清洗次数。常规清洗内套管每日4次，用煮沸或浸泡方法消毒内管1次，然后及时重新插入，以防分泌物结痂堵塞外管。

2）术式为全喉切除患者应注意：气管套管清洗消毒方法为每日更换全喉套管1次，术后前3天由医生更换，以后由护士更换。先用有效氯浸泡，后清洗，再高压消毒，操作时严格无菌要求，防止伤口感染及肺部感染。

（4）饮食护理：喉切除术后为减少咽喉部吞咽动作，使局部得以休息，以促进伤口愈合，进行鼻饲饮食7～14天。根据患者胃肠功能恢复情况，于术后第1天或第2天开始鼻饲食物，先鼻饲少量温开水使患者胃部适应，以后进食混合奶、瑞代量逐渐增多，每日6次。同时告知患者及其家属，鼻饲进食较静脉输液可获得更均衡的营养、减少输液卧床给患者带来的不便及减少费用，避免胃管脱落，配合护理。护士每日更换固定胃管胶布1次，鼻部油脂多或胶布被分泌物浸湿导致不粘时，应及时更换。

（5）体位护理：患者术后采取头高足低位，头下垫枕，避免头后仰，以减小颈部伤口的张力及减少颈部伤口的渗血，减少气管套管因位置关系对气管壁的刺激。协助患者更换卧位，在变换体位时，一定保持头、颈及上身在同一水平线上，以免气管套管刺激气管壁引起剧烈咳嗽或出现套管脱出。术后第1天可将床摇起，使患者处于半坐卧位，第2天半卧位，第3天下床活动。

（6）口腔护理：因术后不能从口腔进食及避免伤口感染，术后第1～2天行口腔护理每日2次，患者能自行漱口时，用1：5000呋喃西林漱口及刷牙。

（7）基础护理：做好晨、晚间护理，皮肤护理，保持床单位的清洁、平整。卧床时，会阴冲洗、足部护理、背部护理每日1次，洗头每周1次。满足患者生活上的合理需求。

(8)进食功能训练:误吸是喉部分切除术后常见的并发症。大部分患者的吞咽动作需要经过慢慢的学习和适应。向患者说明进食呛咳是术后的正常现象。在患者进食时,护士应在旁指导,以缓解患者的紧张心理,进食时应每口小量、团状或糊状食物,待进食适应、无呛咳时,再进液体状饮食。

(9)堵管、拔管的护理:水平半喉切除术后 7～10 天,垂直半喉切除术后 7～14天可堵管,在堵管期间,观察患者平静(平卧)及活动(上下楼梯)时呼吸情况,痰液能否经口腔咳出,经堵管 24～48h 整,方可拔管。拔管后,用蝶形胶布拉紧伤口,伤口可自行愈合,告知患者在用力咳嗽时,应按住伤口,以免气流从逐渐愈合的伤口处冲出,影响伤口愈合。全喉术后患者永久戴管。

(10)发音功能训练:部分喉切除术后戴金属管患者,术后第 5 天伤口无红肿、感染,即可进行发音功能训练,用示指堵住气管套管口,先从简单的单词开始,词语逐渐增多。全喉切除术后失去了发音功能,可练习食管发音、可借助电子喉、人工喉等辅助发音。

(11)心理护理:根据患者社会背景、职业及不同手术类型,对每个患者提供个体化心理支持,并给予心理疏导和安慰,以增强战胜疾病的信心。

(12)喉癌术后并发症预防护理

1)出血:术中止血不彻底、血管结扎线松脱或术后感染、血管糜烂,均可导致出血。护理过程中应严密观察伤口敷料渗血情况及引流管内引流液量,如出现短时间内出血量加大,应紧急通知医师,同时应保持伤口敷料清洁干燥,避免患者剧烈咳嗽等导致血管压力增加的因素。

2)咽瘘:是全喉切除术后比较常见并发症。往往因病变广泛,咽黏膜切除过多或损伤过重,缝合时黏膜彼此拉牵张力太大;或咽壁切口漏缝;或缝线过紧过密,引起黏膜贫血性坏死;或术前大剂量放疗或气管切开,影响黏膜或皮肤愈合,增加创口致病菌感染的机会;或术后饮食不当等都可增加咽瘘的机会。应在护理过程中严密观察伤口敷料渗液及分泌物的情况,如发现患者进食时,气管造口处有食物或吞咽时唾液经瘘口周围流出应报告医师做进一步处理,应及时更换切口敷料,保持干燥。加强口腔护理,避免伤口感染,指导患者正确的进食方法。

3)皮下气肿:是气管切开的常见并发症。其主要原因:过多分离气管前软组织;气管切开口过长及皮肤切口缝线过紧;切开气管或插入套管时发生剧烈咳嗽,易促使气肿形成。皮肤肿胀,有握雪感或捻发音。皮下气肿一般在 24h 内停止发展,可在 1 周左右自行吸收。所以在气管切开早期应尽量避免患者剧烈咳嗽。

4)纵隔气肿和气胸:是气管切开术的严重并发症,小儿较多见,影响呼吸和循环。多因术中剥离气管前筋膜过多,气体沿气管前筋膜向下发展进入纵隔所致。气胸多为手术中显露气管时,于向下分离,易伤及胸膜顶引起气胸。应密切观察患者呼吸情况,出现呼吸短促及呼吸困难时应做紧急处理。

5)肺部并发症:加强呼吸道湿化、叩背吸痰,术后第 1 天可采取半卧位,增加咳嗽能力,保持呼吸道通畅。术后第 3 天可下床活动以减少肺部并发症的发生。指导患者正确进食,避免进食呛咳,导致误吸。

6)呃逆:鼻胃管过粗或插入过深或过浅所致。应及时调整胃管的位置。

【健康教育】

1.术后戴管者避免重体力劳动,注意劳逸结合,适当进行户外活动和锻炼,管口盖双层湿纱布,以防异物落入气管及增加吸入空气的湿度,注意预防感冒。

2.教会患者取出、清洗、消毒气管内套管的方法(部分喉切除戴管患者)更换全喉套管的方法,更换气管造口纱布垫法,鼓励患者自己完成以上操作,以增强自信心,并注意无菌操作,防止感染。

3.教育患者不要洗淋浴,以免造口进水。患者家属协助其洗头。

4.通过各种语言辅助器或手势、书写与他人交流。其家属给予支持、鼓励患者多参加社交活动。

5.术后 1 个月开始放疗,告诉患者,放疗局部有红肿,食欲缺乏、白细胞减少等属正常反应。放疗期间应进清淡、高营养饮食,预防感冒,每周检查血常规 1 次。

6.术后 1、3、6、12 个月等,定期到医院进行纤维喉镜、CT、肝、肾功能检查,及时发现有无复发,如有呼吸困难、咳痰带血等及时到医院就诊。

7.如因病情需要需戴鼻饲管出院,应教会患者正确的鼻饲方法,避免脱管、堵管。

第三节　鼻咽癌

【病因与发病机制】

鼻咽癌是中国常见恶性肿瘤之一,多发生于鼻咽咽隐窝、顶前壁、底壁少见。目前多认为的有关因素:遗传因素,鼻咽癌患者具有种族及家族聚集现象;EB 病毒;环境因素,有习惯进食食物中亚硝酸盐含量较高的地区、大米和水中微量元素镍含量较高的地区多高发鼻咽癌。另外,缺乏维生素和性激素失调可以改变黏膜对致癌物的敏感性。

【适应证】

鼻腔肿物、间断鼻塞、间断性鼻出血。

【治疗原则】

鼻咽癌大多属低分化鳞癌,对放疗敏感,因此,放疗为首选方案,其次为化疗或手术治疗。

1.放疗　原则上采用面颈联合野,即包括鼻咽腔、颅底咽旁间隙及上颈淋巴结,颈部照射有颈部切线野和颈部垂直侧野,对临床Ⅰ～Ⅲ期患者给予根治性放射,对Ⅲ晚期和Ⅳ期患者给予高姑息治疗。

2.手术　放疗后残部或局部复发灶,选择性手术仍为一有效手段,其适应证:①根治性放疗后3个月鼻咽部原发灶残留,病变局限。②根治性治疗后,颈淋巴结残留或局部复发。

3.化疗　鼻咽癌可采用放疗同步靶向治疗,靶向治疗药物有西妥昔单抗,尼妥珠单抗。目前5年生存率为75%。

【护理评估】

1.潜在并发症　与感染有关。

2.部分生活自理能力缺陷　与卧床有关。

3.语言功能障碍　与放疗引起口腔溃疡有关。

4.便秘　与应用化疗药物不良反应有关。

5.睡眠形态紊乱　与患者鼻塞有关。

6.活动无耐力　与营养失调有关。

【护理要点及措施】

1.皮肤护理　指导患者用清水洗脸,不在放射区涂抹化妆品,保持脸部干净。

2.饮食护理　进食清淡、易消化、高蛋白质的食物,多进食水果、蔬菜。

3.输液护理　及时观察输液处皮肤及血管情况,如有红肿、疼痛及外渗等情况应及时拔除,并对症处理局部症状。更换输液部位。动态监测患者电解质情况,遵医嘱及时补充钾、钠、钙、氯等电解质,及时纠正或防止发生电解质紊乱。

4.口腔护理　可使用1∶5000呋喃西林溶液每天漱口,清洁口腔。

5.心理护理　耐心鼓励患者增强战胜疾病的信心,指导患者对疾病的正确的认识,根据患者的生活环境、个性,提供个体化心理支持,并给予心理疏导和安慰,以增强战胜疾病的信心。

【健康教育】

1.出院前向患者及其家属详细介绍出院后有关注意事项,并将出院指导交给患者或其家属,告知患者出院后每周复查血常规,如有异常与医生联系。

2.生活规律,保持乐观情绪,避免情绪激动。

3.发热时,请立即到医院就诊。

4.保持口腔卫生。进食后用1:5000呋喃西林溶液漱口,预防口腔感染。口腔溃疡严重者,可用口腔喷药方法减轻疼痛。

5.预防感冒,尽量不到人多地方去,如需外出应戴口罩。

6.切记按时按疗程化疗。

7.如果因放疗治疗导致颈部放射性皮炎,应避免用刺激性洗液清洗,避免穿高领的衣服。

8.保持大便通畅。如果2天没有排便,应服用通便药。

第四节　腮腺肿瘤

腮腺肿瘤是唾液腺组织中常见的疾病,在唾液腺肿瘤中发病率最高,占80%。其中良性肿瘤占2/3,恶性肿瘤占1/3。腮腺肿瘤多发于中青年,以30～50岁多见。男性多于女性,比例约为6:1。

腮腺肿瘤具体病因尚不清楚,流行病学调查和临床试验研究已证实与家族遗传、电离辐射、职业环境、人体内雌激素以及吸烟等有关。腮腺肿瘤中,良性肿瘤以混合瘤最多见,其次是腺淋巴瘤,恶性肿瘤以黏液表皮样癌最多见,其次为腺癌,且多为高分化型。

【临床表现】

1.肿块　80%的腮腺肿瘤发生在腮腺浅叶,表现为耳垂下、耳前区或腮腺后下部的肿块。良性肿瘤质软,表面光滑,可活动,与周围组织界限清楚,生长速度慢,长者可达数年甚至数十年。而恶性肿瘤的特点是质硬,边界不清,不可活动,与周围组织粘连,生长速度快。

2.疼痛　良性肿瘤以无痛性肿块为主,而恶性肿瘤的肿块在迅速生长的过程中,破坏周围组织并且对面神经造成压迫或牵拉,因此常有疼痛,疼痛为间断或持续性,疼痛性质不定。

3.面瘫　腮腺肿瘤所致面瘫,一般认为多由恶性肿瘤引起,而良性肿瘤即使很巨大,也很少引起面瘫。恶性肿瘤可出现不同程度的面瘫症状,颞支受侵表现为同侧额纹消失,颧支受侵表现为眼睑不能闭合,颊支受侵表现为鼻唇沟变浅或消失,同侧口角歪斜等。

4.其他症状　腮腺肿瘤侵及皮肤可出现破溃出血,侵犯咬肌常致张口受限,深叶肿瘤突向咽侧表现为咽侧膨隆或软腭肿胀,少数病例出现颈部淋巴结大等。

【辅助检查】

1.B超检查　可判断腮腺内有无占位性病变及其大小,可显示 1cm 以下的肿块。

2.CT 扫描　该检查明确显示肿瘤的大小、部位、扩展范围及周围的解剖关系。

3.磁共振成像(MRI)　该检查主要用于区分肿瘤原发于腮腺深叶或来源于咽旁、颞下窝。

4.病理检查　常用术中冷冻切片检查,可确定病变性质,肿瘤类型及分化程度等。

【治疗原则】

1.手术治疗　腮腺切除术是腮腺肿瘤最主要的治疗手段。若术前有面神经麻痹者,应将受累的面神经连同腮腺及肿瘤一并切除,未受累的神经分支可给予保存。若腮腺恶性肿瘤侵及腺体外或下颌骨时,需将受累的组织一并广泛切除。有颈淋巴结转移时,同时行颈淋巴清扫术。

2.放疗　对病理类型高度恶性者或手术不够彻底,疑有肿瘤组织残留者,面神经与肿瘤紧粘连而保留者,病期较晚者均可辅以放疗,可明显提高术后的生存率,减少复发率。

3.化疗　化疗可用于晚期或复发病例的姑息治疗,仅作为辅助治疗,常用药有顺铂、多柔比星、氟尿嘧啶等。

【护理评估】

1.评估患者的一般情况　包括健康史及其相关因素、身体状况、生命体征,以及神志、精神状态、行动能力等。评估腮腺局部肿块的位置、大小、数量、有无疼痛、压痛及活动度,有无组织破溃出血及面神经麻痹等症状。

2.心理-社会因素　由于腮腺肿瘤发生于颜面部,影响外观,患者迫切要求整复,但又害怕颜面部畸形及手术疼痛,普遍存在紧张、焦虑、恐惧心理,影响到患者正常生活及社会交往。

【护理要点及措施】

1.术前护理

(1)心理护理:针对腮腺肿瘤患者的特殊心态,护理人员需配合医生向患者及其家属介绍手术方法,提供治疗显著的病例以增加信心,做好心理疏导工作,消除患者及其家属的顾虑,使患者以最佳心态接受手术。

（2）口腔护理：因腮腺导管开口部位位于口腔颊黏膜，若口腔内有感染灶，则需治愈后再行手术，否则可引起伤口延迟愈合及并发症的发生。术前1周，用1：5000呋喃西林溶液或苯扎氯铵溶液稀释后每日清洗口腔3次或4次。

（3）做好术前准备：嘱患者保持情绪稳定，避免过度紧张焦虑，术前1天备耳周5指大小范围皮肤，并准备好术后需要的各种物品，如一次性尿垫、痰杯、便器等。术前1晚用开塞露清洁灌肠后洗澡、更衣，术前晚0：00以后禁食、禁水，术晨取下活动义齿，贵重物品交由其家属保管等。

2.术后护理

（1）全身麻醉患者术后采取去枕平卧位，头偏向健侧，防止分泌物、呕吐物吸入气管或污染伤口。严密观察患者生命体征的变化，尤其要严密观察呼吸频度及血氧饱和度的变化，给予低流量吸氧及氧气雾化吸入，保持呼吸道通畅，及时清除口鼻分泌物。

（2）切口护理：术后伤口放置橡皮引流条或者引流管，密切观察伤口渗血情况及引流液的性状。如短时间内伤口敷料渗出或引流过多，应立即通知医生采取相应措施。腮腺肿瘤切除术后敷料加压包扎时间长，一般需要2～3周，注意观察伤口渗血情况，保持敷料干燥，注意观察伤口有无跳痛、臭味，防止伤口感染。

（3）疼痛护理：疼痛与手术损伤、切口加压包扎过紧、体位不当牵拉伤口等有关，临床表现为患者被动体位，呻吟或言语减少，表情痛苦等，根据患者的临床表现对疼痛进行评估，为患者提供一个舒适安静的休息环境，取舒适体位，减少伤口张力，检查绷带松紧度，也可采取方法转移注意力，必要时给予镇痛药。

（4）饮食护理：由于患者的手术切口在面颊部，手术伤口加压包扎，导致患者张口咀嚼困难，吞咽哽咽感，可告诉患者这是暂时性的，松开包扎后可恢复。术后进流食或半流食，必要时给予鼻饲饮食。腮腺术后禁忌刺激性食物，防止腮腺炎瘘的发生。

（5）口腔护理：保持口腔清洁，因手术后包扎固定，口腔活动受限，加之使用阿托品可引起口干，有利于病原菌生长，对伤口愈合有一定影响，所以每日应漱口4次或5次，且多饮水。

（6）术后并发症的护理

①面神经麻痹是腮腺术后最常见的并发症，可给予口服维生素B_1、维生素B_{12}等药物治疗，也可进行理疗，同时让患者配合肌功能训练，如皱眉、鼓气、眨眼等。

②涎瘘同样为腮腺切除术后的常见并发症，多发生在术后1周左右，临床表现

为进食后伤口处有无色清亮液体渗出。预防涎瘘的措施除术中彻底缝合残余腺体及加压包扎外,要及时观察伤口情况,局部加压包扎,指导患者清淡饮食;餐前30min给予阿托品口服或肌内注射,以抑制腺体分泌;对涎瘘不愈合者建议放疗使残余腺体萎缩。

(7)心理护理:提供个体化心理支持,密切观察,加强交流,注重沟通技巧,缓解患者的负面心理压力,特别是恶性肿瘤的患者,应给予心理疏导和安慰,以增强战胜疾病的信心。

【健康教育】

1.强调术后加压包扎的重要性,取得患者配合,嘱其保持切口处干燥、清洁,洗脸时勿触及伤口,如有红肿不适及时到医院就诊。

2.加强营养,避免辛辣、刺激激性食物,注意食物营养均衡。坚持每次进食后漱口和正确的刷牙方法,彻底清除口腔内食物残渣。

3.术后注意劳逸结合,适当进行户外活动及轻度体育锻炼,以增强体质,防止感冒及其他并发症。

4.解释各种术后并发症的防治方法,暂时性面瘫的患者应积极配合维生素 B_1、维生素 B_{12} 药物治疗及物理治疗。

5.出院后 1 个月来院复诊,以后视病情决定复诊时间。

第五节　下颌骨骨折

颌骨骨折有一般骨折的共性,如出血、肿胀、疼痛、骨折移位、感觉异常和功能障碍等。颌骨骨折与其他部位的骨折最大的不同是上、下颌骨形成的咬合关系,如处理的不当,会影响咀嚼功能。下颌骨占据面下 1/3 及两侧面中 1/3 的一部分,位置突出,易招致损伤而导致骨折发生率高。

【病因与发病机制】

口腔颌面部损伤平时多因工伤、运动损伤、交通事故和生活中的意外所致,战争时期则以火器伤为主。交通事故伤为颌面伤的主要原因,占 30%～40%。在全身各部位战伤中,颌面战伤的发生率占 10%～15%,颌面部外伤多以多处伤为主,既有软组织伤,又有颌面部的骨折。

【临床表现】

1.口腔颌面部血液循环丰富,伤后出血较多或易形成血肿。组织水肿反应快而重,如口底、舌根或下颌下等部位损伤,可因水肿、血肿压迫而影响呼吸道通畅,甚至引起窒息。

2.面部有畸形、咬合错乱及张口受限,影响进食和口腔卫生。

3.下唇麻木:下颌骨骨折时,突然的撕裂或牵拉常会损伤下牙槽神经和颏神经,出现下唇麻木。

【辅助检查】

1.视诊的重点是观察面部有无畸形;眼球有无移位、运动受限;有无张口受限。眼睛症状常提示有眶、上颌骨的损伤或骨折,通过触诊可以明确骨折部位。

2.X线检查即可了解骨折的部位、数目、方向、类型、骨折移位和牙鱼骨线的关系等情况。

3.CT是全面了解骨折信息的常用辅诊工具,尤其是三维CT重建,对骨折的细节可清晰显示,对诊断有重要意义。

【治疗原则】

1.治疗时机:颌骨骨折的患者应及早进行治疗,如有合并颅脑、重要脏器或肢体严重损伤,应首先抢救患者的生命,待全身情况稳定后再行颌骨骨折处理。

2.正确的骨折复位和稳定可靠的固定:为避免发生错位愈合,应尽早进行骨折的复位与固定,并以恢复患者的咬合关系为治愈标准,目前以手术开放复位内固定为治疗的主要手段。

3.合并软组织伤的处理:软组织伤常与骨折一并处理。

4.局部治疗与全身治疗相结合。

【护理评估】

1.健康史及相关因素

(1)一般情况:患者的年龄、性别、职业、婚姻状况、营养状况等,尤其注意与药物应用情况及过敏史、手术史、家族史、遗传病史和女性患者生育史等。

(2)发病特点:有无面部畸形、咬合错乱、张口受限及下唇麻木等症状。

(3)相关因素:了解患者术前的心理状态、对预后的期望程度和自身的文化程度及经济承受能力等,进行及时有效的心理护理。

2.身体状况

(1)患者目前的健康情况及各项生命体征是否正常。评估患者全身情况,如体重、营养,心肺功能、肝肾功能等,有无高血压、糖尿病、血液病等全身性疾病。

(2)与手术相关的各项检查是否正常。

【护理要点及措施】

1.术前护理要点及措施

(1)按口腔颌面外科疾病术前护理常规。

(2)观察生命体征,测体温、脉搏、呼吸、血压,观察神志和瞳孔的变化。如出现意识丧失、瞳孔及对光反射变化则是颅脑损伤的表现,应及早报告医生尽快抢救。

(3)皮肤准备:患者多为急诊入院,全身卫生状况较差,应及时给予卫生整理。

(4)准备急救用品:除常规准备氧气瓶,一次性吸氧管、一次性氧气雾化器、负压吸引器、一次性吸痰管外,床旁还需备气管切开包。

2.术后护理要点及措施

(1)严密观察患者的生命体征,并做好相应的护理记录。密切观察病情变化,每15~30min巡视1次。患者床头一定要备气管切开包和气管套管。

(2)严密观察患者通气情况和血氧饱和度的变化,当血氧饱和度降低时,要及时吸痰,如症状不缓解,立即报告医生,必要时行气管切开。

(3)术后呼吸道的管理。保持呼吸道通畅:遵医嘱给予雾化吸入及持续呼吸道湿化,及时吸痰。插管口处覆盖无菌湿纱布以保持呼吸道的湿润,戴管时间长的患者一定要每4h松气囊1次,放气囊时间为3~5min;放气囊时,患者特别难受,注意不要让患者自行拔管,以免损伤呼吸道,对不配合的患者可行双上肢固定床边。

(4)体位的护理:返回病房6h内采取去枕平卧位,不要让患者睡得太沉,经常唤醒患者。患者清醒后,可以摇高床头30°左右以减轻面部水肿。拔除鼻插管后,患者一般面部水肿明显,嘱患者睡眠时一定要摇高床头,有助于头部静脉回流。

(5)饮食护理:手术后患者一般行鼻饲饮食。术后1~2天拔除鼻插管后,最好立即放置胃管,对不配合的患者,要向患者讲明鼻饲营养的重要性,放置胃管时一定注意避免碰伤腭咽部伤口,为减轻患者痛苦也可手术中放置。

(6)口腔是一个极易引起细菌繁殖的环境,手术后一定要防止伤口感染。护士在行口腔护理时一定遵循口腔冲洗的先冲后洗原则,先用1∶5000呋喃西林液冲口腔,约30s后用持物镊进行牙齿、口腔黏膜的擦洗,动作要轻柔,以不损伤口内伤口为宜。药物冲洗1遍或2遍后,再行灭菌注射用水含漱。患者能自行漱口后,一定要监督患者每日及时漱口。

【健康教育】

1.向患者解释术后早期下床活动的重要性,鼓励全身状况良好的患者早期下床活动。

2.指导患者勤漱口,保持口腔清洁,下颌骨骨折固定期,勿食坚硬食物,限制面部大幅度运动,挤压碰撞患处,以免骨折块移位。

3.指导患者拆除固定装置后如何循序渐进地进行张口练习。

4.由于手术暂时损伤下齿槽神经引起的下唇麻木,指导患者勿进食过烫食物,以免造成烫伤。

5.指导患者定期来院复查,观察固定是否松动。

参 考 文 献

1.关卫.急诊科辅助诊断速查.北京:人民军医出版社,2012

2.柴枝楠,顾承东.急症常见综合征诊治手册.北京:人民军医出版社,2011

3.刘凤奎.全科医师急症手册.北京:人民军医出版社,2012

4.蒋国平,李奇林,倪笑媚.常见急症诊疗思维.北京:化学工业出版社,2012

5.赵景礼,赵从军,张波.全科危重病救治与护理.青岛:中国海洋大学出版社,2005

6.邱海波,黄英姿.ICU监测与治疗技术.上海:上海科学技术出版社,2009

7.王晓军,许翠萍.临床急危重症护理.北京:中国医药科技出版社,2011

8.熊旭东,胡祖鹏.实用危重病急救与进展.北京:中国中医药出版社,2014

9.黄金剑.现代急救医学.青岛:中国海洋大学出版社,2007

10.王今达,王正国.通用危重病急救医学.天津:天津科技翻译出版社,2001

11.关青.急诊急救与重症护理.郑州:郑州大学出版社,2008

12.史若飞.急诊急救与重病监护.郑州:郑州大学出版社,2003

13.姜笃银,邵明举,王兴蕾.急救医学.济南:山东大学出版社,2015

14.方邦江,刘清泉.中西医结合急救医学.北京:人民卫生出版社,2015

15.李春盛.急诊科疾病临床诊疗思维.北京:人民卫生出版社,2013